AF343627

L'ART
DE FAIRE
DES
GARÇONS.

PAR M. ****

DOCTEUR *en* *Médecine*
de l'Université de Montpellier.

II. PARTIE

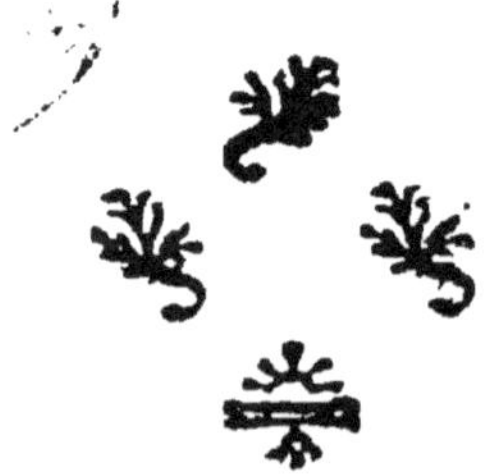

A MONPELLIER

TABLE

Des Matieres.

SECONDE PARTIE

Fin de la Table.

L'ART
DE FAIRE
DES GARCONS.

CHAPITRE VII.

Exposition du système des Sé-
minovistes.

LE système que je propo-
se n'est pas difficile à
construire après la destruc-
tion des autres. Il sort naturellement de leurs ruines, sur
lesquelles il semble s'élever
comme sur des fondemens
inébranlables. J'ai fait voir
que celui des Séministes n'est

II. Part.   **A**

pas soutenable. Ceux des Animalistes , des Animovistes & des Infinitovistes ne font, à leur rendre exactement justice, qu'un tissu de ridiculités & d'absurdités. A l'égard des Unovistes, ils ont plusieurs difficultés qu'il leur est impossible de résoudre , entre autres, la ressemblance des animaux avec ceux qui les ont engendrés. Les Séminovistes font les seuls qui aient réponse à tout. Ils réunissent les avantages de tous les autres systêmes , sans participer à aucun de leurs inconvéniens,

J'admire toujours qu'on ne

m'ait pas prévenu dans cette découverte si simple : car je ne m'en fais point accroire, il y avoit déja long-tems que toutes les parties de cet édifice étoient connues, il ne s'agissoit que de les arranger. Mais la plûpart des hommes naturellement paresseux, aiment mieux croire tout uniment, que de prendre la peine d'approfondir. Ils ont plutôt fait d'adopter les opinions des autres, que de travailler à les réformer. Combien consentent à se payer de mauvaises raisons pour s'épargner les frais d'en chercher de meilleures ? Contens de savoir ce que leurs prédécesseurs ont dit , ils ne disent rien eux-mêmes , aimant à se persua-der qu'il n'y a rien de mieux, ni de plus à dire. Ils vont jus-qu'à couvrir leur paresse , ou leur incapacité du voile de la modestie. Il y a , disent-ils , trop d'orgueil à vouloir cor-riger les autres & à prétendre faire mieux. Le beau prétex-te pour perpétuer l'ignoran-ce ! Découvrir l'erreur d'un autre c'est beaucoup: c'est s'ap-percevoir qu'il s'étoit égaré , & se préserver de ses égare-mens. Tomber dans une erteur nouvelle, c'eſt encore quelque choſe. A la vérité c'eſt prendre une route mauvaiſe, auſſi bien que la premiere, mais outre qu'erreur pour erreur, il eſt naturel de donner la préférence aux ſiennes, ſur-tout quand on ne connoît que celles des autres pour ce qu'elles ſont, les nôtres ont du moins le mérite de la nouveauté ; & c'en eſt effectivement un. Si dans la recherche des vérités naturelles la naiſſance d'une erreur n'eſt pas tout-à-fait un bien, ce n'eſt pas non plus proprement un mal. On épargne à ſes ſucceſſeurs la peine de frayer le chemin qu'on leur a battu. Ils en ſont quittes pour reconnoître , en le parcourant aiſément , qu'on s'étoit égaré : & le tems qu'on a perdu à le leur tracer eſt autant de gagné pour eux. Il leur en reſte plus pour inventer de nouveaux ſyſtêmes; & à force d'en imaginer , il faudra bien qu'après tous les mauvais , au plus tard , le bon vienne enfin. Ainſi c'eſt fort bien fait que de bâtir, quand on en eſt capable , de nouvelles hypotheſes. Voici la mienne.

La matiere eſt une & la mê-

me par-tout. Ses parties, c'eſt-
à-dire, les corps ne different
entre eux que par la quantité
du mouvement préſent ou
paſſé ; par la configuration
des molécules, & par la di-
verſité d'autres modifications
contingentes dont ils ſont af-
fectés. De-là le dangereux
eſpoir de convertir en or tous
les autres métaux. Le plus ou
le moins de mouvement dé-
pend de la figure plus ou
moins propre à le recevoir,
à le conſerver. La figure el-
le-même vient des crioles, des
filiéres, des matrices par où
paſſent les parties de la ma-

tiere. Les cribles, les filiéres, les matrices font des efpéces de moules formés par le rapport, la connexion des partie voifines & par la preffion générale des corps environnans. C'eft-là la fource commune de tous les foffiles, des métaux, des pierres précieufes, des camayeux, des végétaux, des animaux, en mot, de l'homme même.

De ces corps les uns fe forment par la feule contiguité, ou la *juxta-pofition* de leurs particules, tels font les foffiles, les métaux, les pierres precieufes, &c. Les autres,

tels que les végétaux & les a-
nimaux , appellent à leurs fecours la fermentation. A fon
aide ils commencent à fe former auffi par la *juxtapofi-*
tion, & puis après par l'*intus-*
fufception. La petite portion
de matiere , l'efpéce de le-
vain contenu dans la graine
des plantes fermente avec les
fucs convenables de la terre ;
& la femence des animaux
mâles avec celle de leurs fe-
melles.

Après bien des mutations
& des préparations les molécules de la femence de la femelle font criblées par fes o-

vaires & réfervées dans les œufs. La femence du mâle eft filtrée pareillement par fes tefticules, qui laiffent pourtant encore paffer quelques petits corps étrangers, tels que les œufs des animaux fpermatiques, & de là portée dans les véficules féminaires. Dans l'union de la femelle & du mâle, la femence de ce dernier s'élançant avec rapidité hors de fes réfervoirs eft de la façon dont nous l'avons dit ci-devant, tranfmife aux ovaires. Là elle pénétre la premiere membrane d'un ou de plufieurs œufs, qui s'en imbibe par des pores garnis de valvules, propres à permettre aisément l'entrée de la liqueur & à s'opposer à sa sortie. Le mélange de ce fluide avec celui qui est contenu en .. rela première & la seconde membranne de l'œuf, le *chorion* & *l'amnios* cause une fermentation. L'œuf s'enfle, & cette enflure suffit pour le détacher de l'ovaire, d'où il tombe dans la trompe de Fallope. Elle le descend tout doucement dans la matrice, à laquelle il se colle, il s'attache vraisemblablement par l'endroit par lequel il tenoit à l'ovaire. Pendant ce temps la fermentation continue , augmente. Les parties les plus groſſieres de la ſemence du mâle reſtent entre les deux membranes de l'œuf. La portion la plus ſubtile traverſe *l'amnios* & ſe mêle dedans , y fermente avec la partie la plus épurée de la ſemence de la fémelle , qui y eſt contenue ; & c'eſt de ce dernier mêlange que ſe forme le fétus.

Les particules des ſemences , taillées comme des pierres deſtinées à bâtir une maiſon , où mieux encore comme les piéces d'un ouvrage de marqueterie , ont toutes des figures différentes & analogues avec celles des molécules qui doivent leur être contigues. Continuellement agitées suivant toutes sortes de déterminations par le fluide dans lequel elles nagent, ou qu'elles composent , elles se rencontrent, se choquent sans cesse les unes les autres, se présentent leurs faces diverses, & s'unissent lorsqu'il se trouve entre elles un juste rapport ; manque t'il , elles se heurtent seulement & continuant leurs mouvemens divers, jusqu'à ce qu'elles rencontrent précisément celles qui doivent être leurs voisines, & auxquelles elles sont destinées à s'unir; rencontre qui leur est facilitée par les dégrés semblables, ou divers de pesanteur ou de légéreté des particules homogènes, ou hétérogènes.

Si les membres doubles, tels que les yeux, les oreilles, les extrémités supérieures & inférieurs, exigeoient pour leurs composition des parties semblables, elles sauroient malgré leur ressemblance s'arranger chacune à leur place, sans la moindre confusion quoiqu'il n'y ait peut-être pas deux organes parfaitement pareils, de façon à pouvoir être fubftitués à la place l'un de l'autre, je fuppofe que les deux pouces foit exactement femblables : qu'en arrivera-t-il ? Le premier qui rencontrera la main droite s'y attachera, & l'autre ne pourra pas faire autrement que d'aller s'ajufter à la main gauche.

La formation du fétus commence toujours réguliérement par le même organe, par la tête. Apparemment, parce que fes principes ont un rapport plus prochain, ou peut-être parce que de toutes les

parties des femenees, il n'y
en a que deux, juftement ap-
partenanr à la tête, qui on
immédiatement un rappor
exaȼt entre elles & qui déviennent les fondemens de
tout l'édifice. Celle qui eft
deftinée à s'unir la troifiéme
n'aura point d'analogie parfaite ni avec la premiere, ni
avec la feconde prifes fepa-
rément, mais feulement avec
les deux affemblées; de forte
que les rapports de cette troifiéme aux deux autres naiffent
de l'union des deux premieres; le rapport de la quatriéme aux trois autres vienne de

l'affemblage

l'assemblage de celle-ci ; le rapport de] la cinquiéme aux quatre précedentes, ou quelques-unes seulement de ces quatre , provienne de leur union , qui forme quelque éminence , ou quelque cavité & ainsi de suite; il est évident que les membres du fétus se formeront toujours dans le même ordre; & je ne vois rien que de fort simple dans cette supposition.

Je ne sçais donc pas pourquoi on se récrie si fort contre la formation de l'embrion par le mélange des semences , pourquoi on la trouve si inconcevable. Ceux qui parlent ainſi, qui ne veulent pas comprendre que du mélange de deux liqueurs il réſulte un corps auſſi organiſé que celui d'un animal , conçoivent pouſſant à merveilles comment tous les animaux de pere en fils , ou de mere en fille , ſont contenus à l'infini dans les mâles, ou dans les fémelles exactement formés , quoiqu'en miniatures. Et ces miniatures de quoi ſont elles compoſées ? Puiſqu'ils trouvent ſi incompréhenſible de former avec des liqueurs un corps organiſé ? Eſt-ce d'os,

de marbre, de diamant, ou
de quelque pâte ? Si je con-
cevois que l'un fut plus difficile à Dieu que l'autre , affu-
rément je ne regardois pas
ce dernier comme le plus
aifé.

A propos de quoi encore
une fois trouvent ils tant de
difficulté dans le premier ,
dans la formation d'un corps
organifé par le mélange de
deux liqueurs ? Ignorent ils
ce qui n'eft ignoré par aucun
de ceux qui ont fait un cours
de Philofophie ? Les effets
admirables de ces fermenta-
tions cités par l'Auteur de

Vénus Physique? Ces végétations chymiques qui représentent si naturellement des buissons, des arbrisseaux qu'on n'a pu leur en refuser le nom? L'arbre philosophique perfectionné par M. Hombert ; l'arbre de Mars découvert par M. Lemery le fils, & les grapes de raisin de M. Petit? Il faut croire que M. Pierquin n'avoit point d'idée de ces crystallisations : indubitablement il les auroit fait venir aussi de germes dessinés en miniatures depuis le comcement du monde & contenus dans les dissolutions d'argent,

de Mercure , de limaille de
fer, de fel armoniac , ou dans
l'eau forte , l'efprit de nitre ,
l'huile de tartre par défaillan-
ce , ou le vin de Bourgogne
ou de Champagne. Car c'eft
du mêlange de quelques unes
de ces liqueurs que naiffent
ces arbres artificiels , garnis
de racines , ornés de bran-
ches , de feuilles & même de
fruits.

Mais fans avoir recours à
ces admirables enfants de
l'art , examinons feulement
avec des yeux attentifs les fimples productions de la nature.
Si pendant la rigueur de l'hi-

ver , pour confoler Flore exilée de nos Jardins ,. je lui donne une retraite fur ma cheminée , l'oignon d'une fleur appliqué fur l'orifice d'une carafepleine d'eau,jette des racines , pouffe une tige & produit une fleur auffi belle du moins au rapport de nos yeux , que celles que le Printemps fait éclore dans nos parterres. Il eft évident que cette production ne fe fait qu'aux dépens de l'eau , qui domine à vue d'œil. Ainfi ceux qui veulent que l'oignon ait entierement contenu la fleur en petit, ne peuvent au moins disconvenir que son dévelopement & son accroissement n'ont pu se faire sans que les parties de l'eau se soient converties en celles de cette fleur. Pareillement le gland ne peut de quelque maniere que ce soit produire un chêne sans métamorphoser en ses rameaux, ses feuilles & ses fruits les sucs de la terre qui lui servent de nourriture. Et les animaux, soit l'orsqu'ils sont encore dans le sein de leur mere, soit aprés qu'ils en sont sortis, comment prennent-ils leur accroissement ? N'est-ce pas par une espèce de transf-

ſubſtantiation, par la conver-
ſion du ſang & du l'ait de leur
mere en leurs propres parties
charnues , cartilagineuſes &
même oſſeuſes ? Or eſt il plus
difficile à des liqueurs de com_
poſer radicalement le corps
d'un animal , que de ſe tranſ-
former en tous ſes membres ;
ou ſi l'on veut que l'un ſoit
plus difficile que l'autre , la
certitude que nous avons de
l'exiſtence   continuellement
réitérée du dernier , ne dé—
montre—t-elle pas au moins la
poſſibilité du premier.

Ces incrédules , ces eſprits
de conception difficile ou plu-

tôt rebelle, qui ne veulent pas abſolument comprendre que du mêlange de deux liqueurs il puiſſe réſulter rien d'organiſé, ſeroient mieux fondés à me demander pourquoi dans les véſicules ſéminaires la ſemence du mâle & celle de la fémelle dans les œufs ne s'arrangent pas chacune en particulier, auſſi-bien que l'orſqu'elles ſont mêlées, de façon à produire un animal.

Je répondrois à cette objection que c'eſt parce que les deux molécules deſtinées à s'unir les premiers, & à ſervir comme de piéces fondamen tales au fétus, font l'une dans le mále & l'autre dans la fémelle, & que leur affemblage étant la fource de tous ceux des autres particules, il ne peut s'en faire aucune union, tant que ces deux premieres reftent féparées.

On pouvoit encore répondre que lorfque chacune des liqueurs prolifiques eft feule, elle n'eft pas dans une affés grande agitation pour que fes parties fe préfentent les uns aux autres fuivant leurs différentes faces ; elles compofent un fluide trop épais, femblable à de l'eau dormante & croupie. Au contraire ces liqueurs viennent-elles à fe mêler , la fermentation , la chaleur augmente l'agitation de leurs molécules , les divife, les atténue, leur donne la derniere façon & les rend enfin propres aux différentes unions auxquelles elles font deftinées. Qu'on fe fouvienne de la façon dont fe fait le beurre pour en avoir fuffit - il de mettre de la créme dans un vafe ? Perfonne n'ignore qu'il faut la battre long-temps afin d'affembler les parties qui doivent compofer le beurre & d'en féparer le petit lait.

Cette explication rendroit

croyable & concevable un fait surprenant rapporté par quelques Auteurs. Ils diſent que des curieux ayant reçû dans une petite phiole de la ſemence d'un animal, & ayant mis & laiſſé pendant quelque temps cette phiole bien bou-chée dans du fumier, il y vi-rent avec admiration en l'en retirant une eſpèce de petit animal informe, Cette expé-rience eſt digne d'être répétée & par les Séminiſtes & par les Séminoviſtes. Ne ſeroit-ce point quelque fait ſemblable qui auroit porté Ariſtote à penſer que la ſemence du mâle contenoit elle ſeule toutes les

parties nécessaires à la formation du fétus ? Quoique je me
sente assés de penchant à ajou-
ter foi à cette expérience , ou
du moins à sa possibilité, je suis
très persuadé qn'il n'en pourroit jamais provenir qu'une
production monstrueuse;pour
la rendre réguliere , il faut
nécessairement que la fémelle
y contribue. Sans le mêlange
de sa femence avec celle du
mâle, les parties de la derniere n'auront entre elle que
des rapports tout à fait êloi-
gnés & des liaifons extrêmement confufes , dont il ne
pourra jamais réfulter qu'une
ombre , un foupçon de fétus.

CHAPITRE VIII.

Sur la reſſemblance.

MOn opinion concilie à merveilles les œufs avec la formation du fétus par le mêlange des ſemences ; le mâle & la fémelle y contribuent également : ainſi elle expliquent, autant qu'il eſt je crois poſſible de l'expliquer, la reſſemblance de l'animal avec ceux qui l'ont engendré ; phénomène abſolument inexplicable dans toute autre hypothêſe. Car encore

une fois le mêlange des femences ne peut fe faire ailleurs que dans l'œuf ; puifqu'il
eft le réfervoir de celle de la
fémelle, qui n'en fort point,
qui n'en fçauroit fortir, & qui
quand elle en pourroit fortir,
n'a aucun conduit pour fe rendre dans l'uterus.

Je conviens que ce n'eft pas
encore la développer d'une
façon bien fatisfaifante le
phénomène de la reffemblance ; mais examinons fi nous
ne pourrions pas jetter deffus
un peu plus de lumiere. Ce
n'eft pas d'aujourd'hui qu'on
en a fait la tentative. On a

dit pour y parvenir que la femence foit du mâle, foit de la fémelle, n'étoit qu'un af-femblage de molécules infen-fibles, détachées de toutes les parties fenfibles de leurs corps Suivant la femence que par la quantité, ou la qualité do-minoit dans leur mêlange, il en réfultoit tantôt un mâle, tantôt une fémelle. Mais dira-t-on, comment les molécules infenfibles, dont on veut que la femence de chaque indivi-dufoit compofée, fe détachent elles de chaque partie fenfi-ble de fon corps & vont elles fe réunir dans leurs réfervoires ? C'eſt ce qu'on ne s'eſt pas trop mis en peine d'expliquer; ne pourroit-on pas le concevoir ainſi ?

Quand une brûlure cauſée par de l'eau chaude nous a enlevé la peau de quelque endroit du corps, la nature toujours attentive à nos beſoins, répare bien-tôt cet accident par la fabrique d'une peau nouvelle & toute ſemblable à la premiere. D'où il me ſemble qu'on peut conclure que du plus pur de notre ſang elle forme continuellement des parties toujours prêtes à remplacer celles qu'un accident , où l'épuisement peut nous ravir , & ausquelles elles ressemblent toujours parce qu'elles sont composées de la même matiere , & qu'elles passent par les mêmes moules qui ont servi à former les précédentes. Il est même plus que vrai-semblable que c'est là l'usage le plus important auquel la nature destine les alimens qu'elles nous invite si souvent à prendre. Mais comme c'est là le premier de ses soins , il est aussi probable qu'elle prépare plus de ces parties qu'il n'en faut communément réparer les pertes causées par les accidens , ou pour remplacer les parties usées, épuisées par leur servi-ce continuel. Ces parties surnumeraires toutes taillées , pour ainsi dire , & toutes prêtes à occuper quelques places, n'en trouvant point de vacantes , rentrent dans la masse du sang , avec lequel elles réfluent vers le cœur, le sang se distribue de rechef dans tous les membres, entraînant avec lui ces parties toutes moulées & qui conservent leur consignation pendant quelque tours ; lorsquelles parviennent aux testicules, ou

aux efpéces de liqueurs dont il s'agit ; mais foit dit fans les offenfer, ce ne font pas ordinairement les perfonnages les plus propre à les faire couler. Si quelques-uns d'eux jouiffent de cet avantage, il ne doit pas être fi rare qu'on le dit. Mais qu'on m'en nomme un d'un nom connu & refpectable, qui dife avoir été témoin du fait. Pour moi je n'en connois point.

Les plus fameux, tels que M. Winflow, reconnoiffent deux liqueurs que répandent les fémelles, l'une qui vient des proftates, ou des bords du Vagin, que j'ai nommé *l'huile de Venus*; l'autre qui fort du fond du Vagin, ou des bords de l'orifice interne de la matrice. La derniere fuinte, pour ainfi dire, continuellement. Son ufage eft vraifemblablement d'humecter les parois du Vagin, pour en conferver la foupleffe & en empêcher l'adhérance pendant les interftices des régles. C'eft là fans doute ce qui fait que les femmes les plus attentives ne peuvent jamais rendre ces lieux parfaitemens fecs. Il en arrive à proportion autant chez nous,

font pas gras ? Et d'où vient qu'après une maladie ou de longues fatigues nous nous trouvons peu propres à contenter les Dames ? C'est surtout en ce cas que la plus légére satisfaction qu'elles reçoivent de nous , nous fait éprouver une espéce dépuisement. Pourquoi les organes de la génération font ils les derniers à se former & ne deviennent ils qu'à un certain âge propres à filtrer leurs liqueurs , si ce n'est de peur de nuire à l'acroiffement des animaux ? Et fi les parties des femences n'étoientpastelles que

je viens de les d'écrire, leur
conſervation, leur diſſipations
influeroient elles ſi ſenſible-
ment ſur notre cruë, notre
ſanté & notre embonpoint ?
On a coutume de faire contre
ce ſentiment, ſur la forma-
tionde la ſemence, une objection que ceux qui la font re-
gardent comme impoſſible à
réſoudre. Dans cette hypothèſe, diſent ils les enfans des
parens mutilés dévroient naître ſans les membres qui manquent aux auteurs de leur naiſ-
ſence. Le fils d'un manchot
ne devroit jamais avoir qu'un
bras; & l'expérience déroge
ſouvent à cette régle.

Je réponds à cela que c'eſt
parce qu'elle eſt fauſſe on ſçait
bien qu'il eſt des parties qu'u-
ne fille ne peut tenir que de
ſa mere, & d'autres que le
fils pareillement ne peut recevoir que de ſon pere,
par-ce que perſonne ne donne ce qu'il n'a point ; mais
il ne faut pas s'imaginer
que le pere fourniſſe toute la matiere de ſon fils.
Ils ont & n'ont que cha-
cun leur part dans l'une &
l'autre compoſition. Ainſi
l'orſque d'un pere qui n'a
qu'un bras, il naît un fils avec
deux, c'eſt qu'apparemment

il en doit un au moins, à fa
mere. Je dis un au moins ; car
il pourroit bien les lui devoir
tous les deux ; & en récom-
penfe tenir fes jambes de fon
pere. Si ce pere étoit cul-de
jatte , fes enfans pourroient
tenir leurs jambes de la mere. *

Mais ajoutera-t'on , fi le

---

* Je croirois même volontiers qu'il
n'eft pas neceffaire qu'un homme foit
cul de jatte pour diriger l'influence de
fa femme fur la production des parties
inférieures de leurs enfans. Ce qui me
porte à le croire , c'eft le grand nombre de cagneux qu'on voit. On n'en rencontre prefque pas d'autres , & tous en
bas blancs , foit aux promenades , foit
fur les Théâtres. Il n'y à pas jufqu'aux
Acteurs qui fe donnent les airs de l'être.
Paffe encore pour les Chanteurs : ils ne

Pere & la mere étoient fans jambes & fans bras, & que leurs enfans en euffent . . . . Je demanderois comment ces pere & mere auroient fait pour le devenir l'un avec l'autre ; en un mot je nierois le fait, & fuppofé qu'on vint à bout de me le prouver, je n'en

chantent pas de la jambe & ne font par conféquent pas obligés de l'avoir bien-faitte. Mais parmi les Danfeurs mêmes il femble qu'il foit du bon air d'être cagneux. N'eft-ce pas une chofe criante? Et quels feront donc après cela les Priviléges des Danfeues ? Les Rois pour avoir de beaux Chevaux, dépenfent des fommes confidérables à l'entretien de plufieurs Haras : ils devroient bien en établir quelques-uns pour fe former de ces hommes deftinés à les amufer par leurs talens corporels.

croirois tout au plus que la moitié. J'avoue que si l'on trouvoit en France les preuves qu'on m'en apporteroit je serois fort embarassé à les réfuter. Je sçais trop qu'elle est la fidélité des Françoises envers leurs maris ; mais si le phénomène étoit d'un Pays étranger, je croirois pouvoir en sûreté de conscience attribuer aux soins officieux d'un coadjuteur du mari l'excès des membres que des enfans auroient sur ceux de leur mere & de son époux.

Il est pourtant vrai que ce ne seroit pas sans répugnance

que je hazarderois cette explication, tant j'apprehende
de faire quelques injuſtice au
belles ne fuſſent elles que Né-
greſſes ; mais l'honneur de
mon hypothèſe me feroit aux
dépens du leur riſquerces con-
jectures, que je les ſupplie de
me pardonner. J'ajouterai
même pour mériter, ou du
moins pour obtenir mon pardon, que je crois les avoir
formées ſur des impoſſibilités,
& que jamais enfans n'ont eu
des membres dont ceux de
leur pere & mere n'ayent pas
été la ſource.

Tantôt L'un fournit le haut, l'autre fait les frais du bas : tantôt c'eſt tout le contraire. Quelquefois le mâle ne donnera pour ſa part que de quoi faire la tête & les pieds, & la femelle ſera chargé de pourvoir à tout le reſte. Une autre fois ſe réſervant les extrémités, elle abandonnera le milieu de l'ouvrage à ſon compagnon. Dans le premier cas ils produiront une Pallas, une Beauté martiale, & un Adonis dans le ſecond. De-là vient qu'on eſt ſi ſujet à ſe tromper quand on juge de appas cachés par ceux qui ne

le font pas. Combien en rai-
fonnant fur ce mauvais principe , a-t'on fait d'injuftice à
des beautés à qui pour être
parfaites il ne manquoit qu'un
vifage plus délicat ? Souvent
on a bien mal-à-propos pris
les traits du leur pour la régle de leurs autres charmes.
Ellesfont plus prudentes à notre égard, des attraits peu mâles ne les préviennent pas fi
fort contre nous, qu'elles dé-
daignent d'approfondir fi la
débilité eft infailliblement
unie à leur délicateffe : & plus
d'une fois elles ont eu fujet
de s'applaudir de leur louable

curiofité. Quelle agréable furprife ! de rencontrer la maffue d'un Hercule entre les mains d'un Adonis : mais que nos belles fe donnent bien de garde de croire toujours, en voyant un joli garçon , aller prendre la pie au nid. Elles courroient rifque d'être fouvent auffi triftement étonnées , que nous le demeurerons nous mêmes , lorfqu'attirés par une tête brillante nous la trouvons élevée fur des mouvemens qui ne femblent pas faits pour lui en fervir. Que de Sirenes parmi les femmes les plus char-

mantes ! que de Satyres parmi les plus aimables hommes ?
Tout cela prouve que les
beautés que nous connoiſſons
ne peuvent ſervir de régle
certaine pour juger de celles
qui nous ſont inconnues. Je
ne ſçais qu'un moyen de ne
s'y pas tromper : c'eſt de n'en
juger que ſur le rapport de
ſes yeux, de ſes mains encore
ſouvent , leur témoignage ne
produit-il qu'une certitude
morale.

L'incertitude fâcheuſe dans
laquelle nous ſommes ſur cette matiere , vient des com-
binaiſons innombrables dont

ſont

font fufceptibles les parties des femences de la femelle & du mâle, car il ne faut pas s'imaginer qu'ils fourniffent régulierement l'un le haut & l'autre le bas de l'animal qu'ils produifent en commun. La plûpart du tems leurs liqueurs féminales fe mêlent fi intimement, que dans le fétus qui réfulte de ce mêlange, il n'y a aucun trait particulier dont elles ne partagent toutes deux la formation : & alors un enfant fans reffembler ni à fon pere, ni à fa mere, à ce qu'on appelle un air de famille, auquel on reconnoît fi fouvent

II. Part.   E

des freres & sœurs qui ne se reffemblent pourtant point.

C'eft là à peu près, en quoi confifte la reffemblance du Mulet avec l'âne & la Jument, & fouvent du mulâtre avec fes parens, l'un blanc & l'autre noir.

Quant à celle d'un enfant avec un oncle, une tante, fon grand pere, fa grand-mere, ou quelque autre de fes ayeux; elle eft purement fortuite. & fi l'on comparoit les cas où elle arrive, avec ceux où elle n'arrive pas, on trouveroit que les premiers font bien plus rares que les der-

niers ; mais fi on prétendoit
le contraire, il n'y auroit qu'à
dire que les accidens auxquels
font fujettes les parties des
femences des pere & mere
leur laiffent ordinairement ,
ou même leur procurent, plus
d'analogie avec les traits d'un
ayeul qu'avec ceux d'un étranger , dont la reffemblance
demande une plus grande
altération dans les molécules
des liqueurs féminales.

Au refte je n'éxige pas de
mes Lecteurs qu'ils foient parfaitement contens des con-
jectures que je leurs propofe
fur la reffemblance des ani-

maux avec ceux qui les ont engendrés ; mais une chose que j'attends de leur équité , c'est qu'ils conviendront que le pere & la mere dans mon sistême concourant également à la production du fétus , on conçoit, au moins d'une façon générale , qu'il peut , n'importe comment , ressembler tantôt à l'un , tantôt à l'autre & quelquefois à tous les deux: phénomene absolument inconcevable dans toute autre hypothèse que la mienne , si l'on éxcepte celle des féministes, qui d'ailleurs est, comme je l'ai fait voir insoutenable.

CHAPITRE IX.

Sur la ressemblance.

DE ce que nous avons dit sur la ressemblance il semble au premier coup d'œil qu'on ne devroit appercevoir dans un enfant aucun trait qu'on ne reconnût clairement venir de l'un ou de l'autre de ses parens : il est certain qu'il leur ressemble plus souvent qu'on ne le soupçonne , mais il y a des raisons pour qu'il ne leur ressemble pas toujours.

Avant que de s'unir & de former un embrion les parties des femences ne font elles pas fujettes à une infinité d'accidens, foit tandis que dans les Vaiffeaux du mâle & de la fémelle elles circulent avec les autres liqueurs, foit dans le temps même qu'elles viennent à s'en féparer ? mille chocs, mille collifions peuvent endommager leur premiere figure, & par conféquent la reffemblance de l'animal qu'elles doivent produire, avec ceux qui en font l'origine & devroient en être le modéle. Par là il eft aifé

de concevoir que la laideur
ou la beauté des enfans ne
doit pas nécessairement re-
pondre à celles de leur pere
& mere. Des époux fort laids,
ou fort beaux peuvent avoir
un enfant qui ne le soit point
ou bien qui soit d'une laideur,
ou d'une beauté différente de
la leur.

J'ai formé à un Lapin gris
un petit sérail de Lapines gri-
ses aussi. Je suis sûr qu'elles
n'ont point fait d'infidélité à
leur Sultan: elles n'en avoient
pas le pouvoir ; cependant
parmi les petits, ordinairement gris, qu'elles me don-

noïent, elles en ont plus d'une fois mêlé quelques noirs, tant mâles que fémelles. D'où peut venir un pareil phénomene , si ce n'eſt des accidents arri-vés aux parties des femences?

Sans ſes inconvéniens cha-que enfant feroit l'image vi-vante de ceux qui lui ont don-né le jour. Il pourroit être tout à la fois une demie copie naturelle & parfaitement ref-femblante de deux originaux différens ; & la moitié des traits de ſon viſage , de toute ſa perſonne feroient autant de témoins également irré-prochable & indiſcrets , qui dépoferoient continuellement aux yeux de tous les fpecta-teurs, pour ou contre la fidé-lité de fa mere. Mais graces au changement qui peuvent furvenir aux parties des femences, il peut reffembler à un parent, à un voifin, à un ami à qui bon lui femblera, fans que fon pere, ou celui qui paffe pour l'être, puiffe rai-fonnablement y trouver à re-dire.

Il eft pourtant toujours vrai qu'un enfant doit natu-rellement reffembler plus fré-quemment à fon véritable pe-re qu'à un étranger. Il eft

même bien rare & bien difficile qu'il n'ait quelque trou
marqué auquel on puiſſe reconnoître celui dont il ſort,
mes Lapins m'en ont donné
mainte & maintes preuves.
J'ai rapporté ci-deſſus que de
deux gris il m'en étoit quelquefois né de noirs, mais je
dois auſſi rapporter un fait
qui me paru bien digne de
remarque; c'eſt qu'à la réſerve
de trois gris, qui par conſé-
quent avoient de la reſſemblance avec leur pere, tous
les autres au nombre de 42
gris ou noirs, lui reſſem-
bloit par un endroit dela tête.

C'étoit une efpéce de Caïn qui tranfmettoit à tous fes defcendans une marque blanche qu'il portoit au milieu du front. Chés les uns elle étoit plus grande , & chés les autres plus petite ; tantôt plus haut , tantôt plus bas , il y en avoit auffi de marqués de blanc à d'autres endroits qu'à la tête, entre autres de noirs qui avoient les extrémités des pattes blanches.

Mais pour revenir des Lapins aux hommes, voici un fait peut-être plus furprenant arrivé chés les derniers. J'ai connu quatre freres & trois

Sœurs, tous sept enfans du même pere, auquel ils ressembloient entre autres endroits par les piéds. Ils avoient les deux orteils, voisins du gros, joints ensemble dans presque toute leur longueur: & lorsque leur mere accouchoit, son mari avoit coutume de demander en badinant à voir les pieds de l'enfant, pour s'assûrer s'il en étoit bien le pere.

Il arrive souvent que les enfans d'un boiteux ne le font pas ; mais voit-on ceux d'une boiteuse manquer à l'être ? Il peut pourtant absolument se faire qu'ils ne le ſoient point, ſuivant ce que j'ai dit ci-deſ. ſus : l'enfant de deux époux aimables peut à la rigueur ne pas l'être ; ou l'être au contraire quand ſes parens ne le ſont pas, mais il faut bien ſe donner de garde de croire ces cas fort communs, ils ſont d'une rareté extrême, & ſur-tout le dernier. Une Jument jeune & bienfaite ſervie par un fier étalon, auquel elle eſt fidéle, n'a pas coutume d'en-gendrer des mazettes, (*) &

(*) A ce propos l'Auteur de Vénus Phyſiquepasn'a manqué deciter lefameux paſſage *non imbedlem feroces progenerant*

deux roffes font encore moins fujettes à produire un beau Poulain.

Je ne cherche pas à rendre fufpect la fidélité des belles : à Dieu ne plaife ! mais quand une femme aimable, unie à un mari qui ne l'eft pas, lui donne des enfans qui le font je necrois pas que ce foit trop à lui à fe glorifier de la beauté de fa famille.

Cependant je ne crois pas non plus que la femme doive beaucoup s'en glorifier elle

aquilæ columbam C'eft comme fi l'on difoit que *les Loups ne font point d'A-gneaux*. Cela n'eft-il pas admirable? Voilà ce qui s'appelle de la Poëfie.

même. Si ses enfans sont beau
& ceux de son époux , ils ne
lui en ont pas grande obliga-
tion : ils n'en ont tout au plus
qu'à leur pere , qui par les attraits de la moitié qu'il s'est
choisie a tâché de réparer les
défauts de sa personne , tandis que son épouse a fait tout
le contraire. Peut-être aussi
s'est elle flattée , car il ne faut
pas accuser les gens à tort ,
qu'ils tiendroient plutôt d'elle
que de lui. Cette espérance
peut avoir plus d'un fondement : & souvent l'expérience
lui en sert. Pourquoi ne pas
compter un peu sur un bon-

heur qu'on voit arriver à tant d'autres ? Lorſque de deux époux , c'eſt la femme qui n'eſt pas belle , les changement qui arrivent aux parties des ſemences du mari ſe font preſque toujours en mal : mais en récompenſe ils ſe font communément en bien quand c'eſt l'époux qui n'eſt pas beau.

Ces changemens , tantôt contraires & tantôt favorables, ne ſont pas la ſeule ſour-ce du défaut de reſſemblance d'un enfant avec ſes pere & mere. Un autre inconvénient qui nuit encore fréquemment

à

à leur reſſemblance , c'eſt que
probablement les deux ſe-
mences contiennent ſouvent
des molécules deſtinées à former le même organe , ou les
mêmes parties d'un organe.
En ce cas ſi le pere à les yeux
noirs & que la mere les ait
bleus , ceux de leur enfant ne
doivent être ni bleus ni noirs,
mais d'une couleur compoſée
de ces deux. Si les parens
fourniſſent en trop grande
abondance à la compoſition
du même menbre , il en ré-
ſultera chés leur fille ou leur
fils, un plus grand, plus gros,
ou plus long, que le correſ-

F

reſpondant ne l'eſt chés chacun d'eux. C'eſt-là , je crois,
l'origine des oreilles de My-
das , des grands nés & de la
plupart des organnes qui pê-
chent par excès.

Peut-être eſt-ce auſſi là la
ſource de quelques monſtres
tels que ceux qu'on nomme
Hermaphrodites , mais il eſt
pour le moins auſſi vraiſem-
blable qu'ils viennent de l'u-
nion , ou de la confuſion de
deux œufs ; & cette opi-
nion me plaît d'avantage.
Quoique bien expoſée dans
les Mémoires de l'Acadé-
mie des Sciences par M.

Lemery , cette matiere eſt aſ-
fés intéreſſante pour mériter
de notre curioſité un article ,
ne fût-ce que pour faire voir
que ce qu'on en a dit de mieux
peut à merveilles s'appliquer
à l'hypothèſe des Séminoviſtes. Son fort eſt de partager
les avantages de toutes les autres , ſans participer à aucun
de leurs inconvéniens

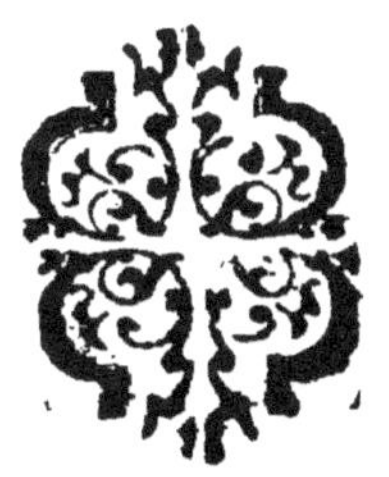

F ij

CHAPITRE X.

Sur les Monſtres.

UN Monſtre & un Animal qui n'eſt pas formé ſuivant les loix ordinaires de la nature qui a plus ou moins de membres que ceux de ſon eſpece, n'ont coutume d'en avoir : de-là la diviſion vulgaire en Monſtres par excès & en Monſtres par défaut.

Les premiers viennent de l'union de deux, ou de pluſieurs œufs deſtinés à faire des jumeaux. ſi en tombant dans

la matrice, ou en defcen-
dant par la même trompe,
ils viennent malheurcufement
à fe rencontrer, ils fe collent
l'un contre l'autre, leurs liqueurs fe mêlent, & au lieu
de jumaux ils produifent un
Monftre.

Deux œufs ainfi unis &
dont l'union f, ou plutôt l'a-
dhérence auroit paffé jufqu'au fétus fans perte, ni
mêlange des liqueurs formeroient un animal double.

Si le phénomene fe faifoit
avecdeux œufs de femme, qui
continffent des fétus de diffe-
rens fexes, il en réfulteroit

un des hommes de Platon,
un Androgyne. On croit
communément qu'avec les
deux sexes nous serions doublement heureux ; mais on
se trompe fort : nous risque-
rions beaucoup plus à perdre
qu'à gagner. Quel esclavage !
que d'inconvéniens attachés
à la nécessité de traîner ou de
suivre sans cesse un témoin
de toutes ses actions ! voilà
pourtant ce que cette union
nous procureroit très-certai-
nement, & il ne seroit pas
moins douteux qu'elle dou-
blat nos autres sensations,
agréables ou désagréables. Il

faudroit pour cela que ces deux corps n'eussent qu'une même âme : s'ils avoient chacune la sienne, ce qui dépendroient de la volonté de Dieu, tout s'y passeroit comme chez nous mêmes à la commodité près dont je viens de parler.

Quand un des fétus demeurant entier, il se dissipe une partie des semences destinées à former l'autre, il résulte du tout, un corps auquel les restes de l'un des fétus forment des membres surnuméraires, qui en font un Monstre : & ces membres surabondans

tant en dedans qu'au dehors
pouvant varier à l'infini, il
n'y a sorte de Monſtres par
excès qu'ils ne ſoient capables de compoſer. Ainſi un
Chien à trois tête , un Cer-
bére eſt poſſible. Un homme à deux , un janus ne l'eſt
pas moins. Nous préſerve le
Ciel de pareils Monſtres fé-
minins ! ſi les organes de la
génération d'un fétus mâle ,
dont toutes les autres parties
auroient été détruites , ve-
noient s'attacher à un fétus
fémelle , il en réſulteroit ſans
contredit un véritable herma-
phrodite , doublement capa-
pable

pable d'engendrer. Vraisemblablement il n'auroit qu'une
âme & bien des gens trouveroient son sort plus digne
d'envie que celui d'un Androgyne.

Les Monstres par défaut
ne sont pas plus difficiles à
expliquer que les Monstres
par excès. Quelques-une des
parties de la liqueur d'un œuf
fécondé n'ont qu'à par un accident venir à se dissiper , à
se perdre : il faudra bien que
l'animal naisse sans les membres qui devoient être composées par ces parties dissi-
pées, ou perdues. Ne pour-

roit-on pas dire auſſi que le
mâle & la femelle ont manqué à les fournir ?

Ce ſeroit une ouverture pour
comprendre la formation
des moles , incompréhenſible
dans les hypothéſes de tous
les autres partiſans des œufs,
auſſi-bien que dans celle des
animaliſtes. S'il étoit vrai
que le fétus fût tout formé
dans la ſemence du mâle , ou
dans l'œuf , d'où pourroit
venir cette maſſe informe de
chair qu'au lieu d'un enfant
rendent quelquefois les femmes ? Ne devroit-elle pas a-
voir au moins par quelques

endroit la figure d'un animal ? Dans notre fyſtême à
nous autres féminoviſtes, cela n'eſt point du tout néceffaire. Les parties des femences d'un œuf deſtinées à s'u-
nir les premieres n'ont qu'à
par malheur venir à fe diffi-
per, à s'échapper de l'œuf;
où le pere & la mere n'ont
qu'a manquer à les fournir;
les autres parties n'ayant plus
que des rapports éloignés,
s'accrochent les unes aux autres, plutôt qu'elles ne s'uniſ-
fent & ce qu'elles peuvent
faire de mieux n'eſt qu'un
morceau de chair.

Gij

Il est encore une espece
de Monstres dont les Ana-
tomistes ne parlent pas si souvent que des précédens, & qui
ne sont pas moins dignes d'attention ; puisqu'ils pourroient
seuls renverser tous les systêmes des animalistes, des animovistes, des infinitoviste &
des unovistes : je veux dire
les animaux engendrés de
deux parens d'especes differen
tes, tels que les mulets. Je met-
trois volontiers les mulâtres
aussi dans cette classe, si ce
n'est qu'ils ne sont pas, à ce
que je crois , moins propres
à la génération que les Auteurs de leur naissance. Mais

tous les animaux mi-partis de deux efpeces y font-ils inhabiles? Je ne puis me le perfuader. Je m'imagine qu'ils ne font privés de cet avantage, que lorfqu'ils font le fruit d'efpéces fort éloignées. En ce cas fi j'ofois tenter l'explication de ce prodige impénétrable, ou du moins *impénétré*, je dirois que la fource de ce défaut eft dans le peu d'analogie que les molécules des femences deftinées à former les organes de la génération ont avec les membres auxquels elles doivent s'attacher, Les parties féminaires qui doivent former les organes néceffaires à la vie, ont encore affez de rapport entr'elles pour s'unir, parce qu'elles s'uniffent les premieres, comme les plus effentielles, & que leur union, quoique extraordinaire, n'a point affez alteré leur analogie avec leurs voifines pour en affemblage. Mais les organes propres uniquement à la génération, comme moins néceffaires, font les derniers à fe former ; & quand ils commencent à vouloir fe développer, le peu d'analogie qu'ils avoient déja avec les parties contigues , ayant encore diminué à mesure que ces parties ont augmenté , cette analogie se trouve tellement éloignée , que les parties des semences qui doivent former les organes de la génération , ne peuvent plus se débrouiller , & s'arranger d'une façon nette & précise : elles ne composent au lieu de ces organes que des especes de moles.

D'ailleurs quand ces organes se formeroient aussi distinctement que dans les cas ordinaires , il me semble qu'on pourroit encore rendre raifon de leur inutilité. Nous fçavons que chaque glande ne filtre qu'une certaine liqueur. Les parotides ne filtrent que la falive & les reins ne préparent que l'urine. Par conféquent les tefticules & les ovaires les mieux faits ne font capables de filtrer que la femence, & quelle femence eneore ? Suivant les principes que nous avons pofés ci-deffus, ce n'eft que de fon pere qu'un animal tient fes tefticules, & une femelle ne doit fes ovaires qu'à fa mere. Les tefticules de l'un les ovaires de' lautre fon donc de même genre que ceux du parent qui les lui a tranfmis; ils font percés, criblés de la même façon. Ils ne peuvent par conféquent admettre que des liqueurs femblables, des molécules taillées à peuprès de même. Les tefticules du pere ne filteroient que des parties femblables à celles de fon corps: il en étoit de même des ovaires de la mere. Ces organes dans le fils, dans la fille, qui reffemblent quelquefois l'un & l'autre à leurs deux parens tout à la fois, peuvent bien fe prêter jufqu'à un certain point

par exemple jufquà filtrer des
parties de femence qui tiennent & des traits du pere &
ceux de la mere, quand ils
font de la même efpece ; mais
lorfqu'ils font d'efpece diffe-
rentes, les parties des femences dans le fils, comme dans
la fille, trop extraordinaire-
ment configurées font arrê-
tées au paffage & ne peuvent
être filtrées par les tefticules
de lun, ni par les ovaires de
l'autre. Le moyen que des
tefticules pareils à ceux d'un
âne, & des ovaires femblables à ceux d'une jument,
tranfmettent des molécules

pareilles à celles d'un mulet ! c'eſt comme ſi l'on vouloit faire paſſer des graines de plomb ronds par des moules trianngulaires.

Après avoir, ſans y penſer & même contre mon inten-tion, entrepris l'explication de ce Phénoméne, dois-je craindre déſormais de me faire taxer de préſomption ? non ſans doute. Me voilà due-ment atteint & convaincu de l'audace la plus vaine. Que rien ne retienne donc plus mon imagination : donnons lui carriere, promenons-là ſur tous les Monſtres qui ſe préfenteront à elle & voyons un peu s'il en eft quelqu'un qui lui faffe peur. Ce ne feront pas du moins le Minotaure, le Centaure, le Sauvage de l'Ifle de Barnéo, ni même l'homme marin. Ces animaux ne font plus pour moi des enigmes, ou fi c'en font, je me flatte de les avoir devinées, ils ont tous eu pour mere des femmes, & pour pere le premier a eu un taureau; le fecond un cheval ou un âne; le troifiéme un finge & le quatriéme un dauphin, ou quelqu'autre poiffon.

Perfonne n'ignore que le

Minotaure fût fils de Pasiphaé & d'un taureau, comme nous l'apprend l'Histoire, ou du moins la fable qu'ici je prends à la lettre. Et cela posé, la naissance que je donne aux créatures doit-elle paroître si difficile à croire ? Si une grande Reine, si l'Epouse du sage Minos a pû lui faire une infidélité, lui planter, comme on dit, des cornes en faveur d'un galant qui en portoit de réelles, doit-on trouver étrange que des femmes, ou des filles du commun, se soient éprises pour des chevaux, ou des ânes. Je

me rappelle que la fable
nous offre auſſi une inclination de cette eſpèce dans
la mere du célébre Chiron :
ſi le goût de ces amantes an-
tiques paroît bizarre aux belles de nos jours, je ſuis perſuadé que ce ne ſera pas celui de
Philyre qui le paroîtra le
plus. (*a*)

(*a*) En fait d'amour pour n'être rebuté,
Des dons du Ciel, c'eſt peu d'être doté,
Ja lis Saturne aimoit une pucelle,
Et, dit l'Hiſtoire, elle lui fut cruelle,
Tant qu'il s'offrit comme Divinité.
Que fit le Dieu ? honteux & dépité,
Il ſe transforme en cheval moucheté,
Croyant ainſi réuſſir auprès d'elle
               En fait d'amour.
Pas n'y manqua. Je m'en ſeroit douté,

Malgré les bonnes fortunes de mon confrere P. . . . & le goût que la plùpart des femmes ont pour les fingeries, je ne les accuferai point d'en avoir pour les finges mêmes; mais perfonne n'ignore combien les finges en ont pour elles. N'a-t-on même pas vu la rélation d'une femme qui pendant quelques années qu'un naufrage lui avoit fait paffer avec un galant de cette efpèce, en avoit eu plufieurs

Et, ce qui doit fur-tout être noté,
Le cas avint au fiécle de Cybelle,
Dans l'âge d'or. C'eft la Loi naturelle,
Jamais cheval ne s'eft vû rebuté
      En fait d'amour. Ronf.

enfans ? Que ce goût vienne, comme le prétendent quelques-uns, de la conformité des caractéres, ou d'ailleurs, cela n'y fait rien : il n'en est pas moins certain. Ce penchant posé, figurez-vous une Ariane entraînée par le perfide amour, ou poussé par la fortune ennemie, sur le rivage d'un Isle déserte. Les belles infortunées ne trouvent pas toujours à point nommé des Dieux pour consolateurs. Si, au lieu d'un Bacchus, quelqu'un de ses gros & vigoureux singes, redoutables même aux hommes, vient malheureuse-

ment

ment à surprendre notre Prin-
cesse accablée de fatigues &
de sommeil, que voulez-vous
qu'elle devienne à son réveil,
procuré par les caresses ef-
frayantes du vilain animal,
entre les pattes duquel elle se
sent étroitement & fortement
serrée ? Quand même il la
trouveroit bien éveillée, que
pourroit-elle opofer aux at-
tentats imprévûs de cet hor-
rible & furieux amant ? Des
bras tendres, délicats, foi-
bles & affoiblis, qui sur le
champ seroient punis de leur
résistance par les morsures les
plus cruelles ? Voulez-vous
H

qu'une beauté naturellement timide fe faſſe comme ſes habits déchirer en lambaux, dévorer, plûtôt que de s'expoſer à donner l'être à quelque petit ſauvage, tel que ceux de l'Iſle de Bornéo ? **Le** plus court, dans ces cas périlleux, eſt de ſe pâmer, aux riſques de ce qui pourra ariver. Vraiment il y a des femmes qui pour ſortir d'embarras ſe pâment à bien moins.

Je ne doute point que l'honneur ne leur ſoit à toutes beaucoup plus cher que la vie, car il n'y en a pas une ſeule qui ne le diſe, comment donc arrive-t-il que les plus braves d'entre elles, au moindre danger qui menace leur vie, perdent la tête ; & que rarement les plus timides la perdent sincérement quand elles croient qu'on n'en veut qu'à leur honneur ? Bien des gens s'imagineroient peut-être que c'est parce que la crainte de de perdre leur honneur est bien moins forte chez-elles que celle de perdre la vie. Pour moi je suis persuadé que c'est tout le contraire. Et voilà vraisemblablement d'où vient qu'un amant délicat a tant de peine à triompher d'une maîtreſſe dont il ne combat la rigueur que par des ſoins, des ſoupirs, des ſervices & des reſpects ; elle recueille toutes ſes forces, conſerve toute ſa preſence d'eſprit pour défendre ſa gloire juſqu'à ſon dernier ſoupir. Un brutal au contraire qui uſe de main-miſe & de violence, a communément bon marché de la plus fiere, elle croit qu'il n'en veut qu'à ſa vie, qu'elle n'eſtime pas aſſez pour la diſputer. C'eſt là donc ſans doute la véritable raiſon pour laquelle les ſinges triomphent de la vertu des Arianes, elles

penſent que ces animaux n'at-
tentent qu'à leur vie , ſi elles
s'imaginoient qu'ils attentaſ-
fent à leur honneur , oh ! je
ſuis perſuadé que plûtôt que de
les ſouffrir aſſouvir leurs in-
fames déſirs , elles ſe feroient
mettre en piéces , ou que du
moins , pour arrêter de ſi coupables flames , elles iroient
aux dépens de leur vie , ſauver
leur honneur au milieu des
flots.

Mais là même feroit-il bien
en ſûreté ? Le bienfaiteur par
qui la vie d'Arion échapa au
naufrage , ne l'eût-il pas fait
faire à l'honneur d'Ariane ?
Les relations de voyages ſont

pleines d'hiſtoires qui prou-
vent l'inclination naturelle
du dauphin pour l'homme. Je
laiſſe à penſer s'il peut en
manquer pour la femme, ſur-
tout quand elle eſt belle. Tout
ce qui vit reconnoît ſon doux
empire. Le feu grégeoir eſt
moins ardent que celui qui
brille dans ſes yeux tous puiſ-
ſans. Oui, j'en vois quelque-
fois deux, dont les regards
ſont capables d'aller à travers
l'onde embraſer juſqu'au cœur
des poiſſons. Si celle à qui ils
appartiennent, ou quelqu'autre à peu près ſemblable, venoit par un hazard mêlé de

malheur & de bonheur à fe trouver fur le dos d'un dau- phin, croyez-vous qu'il ne fe fît pas payer fon fecours ? Ou , qu'à l'exemple d'Arion , qui pour prix de fes chanfons fut retiré du milieu des flots , notre belle en fût quitte avec fon libetateur pour de fimples remercimens. Il eft des per- fonnes aufquelles , quelque généreux qu'on foit , il eft ex- trément difficle de rendre des fervices tout-á-fait définteref- fés , qui même ne fçavent pas mauvais gré à ceux qui les obligent , de le faire avec un peu de cette efpèce d'interêt.

Telles font les belles. D'ailleurs quand elles s'avifent d'ê-
trer econnoiffantes, elles ne
font point à demi, fur-tout
lorfque le bienfaiteur eft de
leur goût. Combien en a t'on
vû d'affez courageufes pour
préferer la perte de leur vie à
celle de leur gloire, pouffer
la gratitude jufqu'à payer de
leur honneur la confervation
de leurs jours ? Un cœur vraiment généreux fe ctoiroit
coupable d'ingratitude, s'il
ne donnoit pas, lorfqu'il le
peut, des marques de recon-
noiffance d'un prix fupérieur
à celui du bienfait qu'il a reçu.
Ainfi

Ainsi je ne serois point autrement étonné qu'une femme
eût eu la complaisance d'ac-
corder à un Dauphin ce que
la frayeur ne lui eût pas permis de refuser à un Singe.

Qu'on juge après cela, de
quels effets, de quelles productions cette bonté d'ame
eût pu devenir la source.
Non-seulement l'homme ma-
rin pourroit bien n'avoir
point d'autre origine ; mais
elle pourroit encore à merveilles être celle des syrênes,
des tritons & des néréides ;
de Thétis même & de Nep-
tune, en les supofant tous

réels. La fable n'a presque point de monstres qui m'étonnent. Je conviens qu'il n'est pas aisé de concevoir que les orgànes de la génération dans un Dauphin puissent former une union féconde avec ceux d'une femme ; mais si le Dauphin est privé de cet avantage, est-il bien sûr qu'il en soit de même de tous ses concitoyens ? N"y a-t-il pas aussi des chevaux marins ? Pourquoi aucun des nombreux & divers habitans de l'élément favori de Venus n'en auroit-il obtenu une faveur qu'elle a prodiguée à l'âne, au finge & à la plûpart des animaux terreſtres ? Quelle a étendue juſques ſur les peuples de l'air ? Car je ne doute point que parmi les grands oiſeaux, il n'y en ait de capables de rendre mere une jeune fille. La fable de Léda n'auroit-elle point quelque fondement ? J'ai regret qu'on n'ait pas fait venir d'une pareille union les aîles de l'amour. Au lieu de Jupiter, les Poëtes auroient bien mieux fait de lui donner pour pere un beau cygne. Parmi les métamorphoſes auſquelles les mortelles ont forcé les Dieux d’avoir recours pour s’ouvrir le chemin de leur cœur, c’eſt là celle que je pardonnerai le plus volontiers. Je ſuis bien moins ſcandaliſé du goût de la fille de Tindare que de celui de la mere de Chiron.

Le beau ſexe me reprochera ſans doute de prendre plaiſir à lui attribuer la naiſ-ſance de tous ces monſtres & m’en demandera peut-être la raiſon. Il s’en faut beaucoup qu’elle ne ſoit auſſi offenſante qu’il a pu ſe l’imaginer. Je ne fonderai point mes conjectu-res ſur ſa douceur, ſa timidi-té, ſa foibleſſe, ou ſa curio-

fité. Je ne leur donne point
d'autre fondement que fes attraits. Ne font ils pas affez
puiffans pour opérer tous ces
prodiges ? pour forcer les
Dieux à fe métamorphofer
en bêtes, & pour faire re-
chercher aux bêtes un fort
envié des Dieux ? la terre &
l'eau, l'air & l'Olimpe n'ont
point de cœurs exempts du
doux tribut qu'impofent les
charmes d'une jeune beauté.
Le refte de l'univers n'en offre
point à l'homme d'auffi fédui-
fans. Il me femble qu'il ne
doit pas avoir beaucoup de
peine à fe deffendre de ceux

d'une Guenon & des autres
fémelles des animaux. Ce-
pendant qu'il ne se flatte point
de ne pas avoir sa part à la
production des Monstres.
Non que je ne pusse bien l'en
exempter, si je voulois. Mais
je suis trop ami de la vérité
pour ne pas le rendre pere
des Satyres & des faunes,
qui vraisemblablement sont
fils d'une Chévre. Car j'ai
trop bonne opinion du goût
du beau sexe pour les faire
venir d'une femme & d'un
Bouc; il faut être équitable.
Nos Histoires modernes, qui
contiennent autre que des fa-

bles, ne nous apprennent que trop à quoi nous devons nous en tenir là-deſſus. Je pardonne à des Singes de devenir amoureux d'une femme ; mais je ne puis pardonner à des hommes d'être les rivaux d'un Bouc. (*)

(*) En 1562 & 1567 le Papé envoya en France des troupes Italiennes qui traînoient à leur ſuitte quantité de chévres parées comme de nouvelles mariées. Leur nombre étoit égal à celui des Officiers à compter depuis le général incluſivement juſqu'au dernier Anſpeſſade, chacun avoit ſa chacune. Les ſoldats, n'ayant pas le moyen d'en avoir à eux, ſe ſervoient de celles qu'ils rencontroient ſur leur paſſage ; & lorſqu'ils n'en trouvoient pas aſſés, ils prenoient pour ſupplément les petits garçons qui les gardoient. Les payſannes françoiſes en furent ſi ſcandaliſées qu'après la retraite de ces Italiens ; elles aſſommerent dans tous les lieux où ils avoient paſſé & jet-

Si l'on ne donne plus aujourd'hui dans ces travers, ou si l'on n'en voit plus d'effets, il ne faut pas l'attribuer aux bonnes mœurs, à la vertu du siécle. Nos contemporains, malgré toutes leurs lumieres, ne sont pas moins vicieux que nos ignorans ancêtres. Nous ne sommes rédévables de la réforme de ces détestables abus qu'à la Religion Chrétienne. Doit-on

terent à la voyerie leurs pauvres chevres sans faire grace à aucune. Je pourrois pour garants de ces faits citer le Fevre, Varillas, d'Aubigné, Théodore de Beze, les Mémoires d'Artagnan & autres ; mais je me contente de renvoyer mes Lecteurs à l'article de Bathyllus du Dictionnaire de Bayle où j'ay trouvé ces anecdotes & leurs autorités.

trouver ſi étrange que des peuples capables d'adorer des Dieux qui ſe changeoient en bêtes pour ſéduire leurs femmes & leurs filles , ſe ſoient à l'exemple de leurs divinités ; dégradés au point de concevoir pour des brutes & d'aſſouvir ſur elles d'infâmes déſirs ?

Qu'on ne diſe point que ce n'eſt pas la religion Chrétienne qui a aboli ces abominations , ſous prétexte que le centre même de ſon empire en eſt encore infecté ; qu'on n'en a tout au plus ſupprimé que les effets , & que leur fuppreſſion n'eſt due qu'à lã juſte févérité des Loix. Ces ſages Loix, à qui les devons nous, ſi ce n'eſt à la pureté de notre religion ?

On ne peut inventer de ſupplices aſſés effrayans pour punir ces ſortes de crimes, pour leſquels tout l'univers a maintenant une horreur ſi bien fondée. Les ſuittes en ſont extrêmement contraires aux intérêts de la ſociété : cependant il faut convenir que ce ne ſont pas encore celles qui y ſont le plus oppoſées. Il eſt d'anciens abus, il s'en introduit peut-être de nouveaux, pour lefquels on eſt bien éloigné d'avoir autant d'horreur, & qui font pourtant encore beaucoup plus préjudiciable au bien Public. Je ne crois pas qu'on me foupçonne d'être fuperſtitieux, mais je me pique d'être bon Citoyen & me crois du fens commun ; & puifque l'occafion fe préfente, je ne ferai pas fâché d'en profiter, pour dévoiler l'énormité peut-être ignorée de certains crimes, qu'il ne faudroit que bien connoître pour les abhorrer. Pour cette entreprife il me femble que je n'ai befoin que des lumieres de la raifon.

Je fais huit claffes des principales fautes qu'on peut commettre en matiere d'impureté. Dans la premiere je mets le commerce d'une veuve avec un homme veuf, d'une fille & d'un garçon qui ont fait leur preuves, ou qui tous deux en font à leur coups déffai. Quand l'un des deux en doctrine l'autre, le cas du difciple demeure dans la premiere claffes & celui du maître monte dans la feconde. La troifiéme eft occupée par ces couples d'amans dont l'un eft marié. S'ils le font tous les deux, & que ce ne foit pas l'un avec l'autre, je les place dans la quatriéme. La cinquiéme eft pour les Pafiphaés, les Phylires, pour les peres des faunes, des fatyres. La fixiéme eft pleine de ceux qui fe procurent des plaifirs folitaires. Si on les partage avec un complice de fon fexe ce partage augmente le crime d'un bon dégré. Je lui en donne pourtant un de moins qu'à celui de deux époux qui en fuivant leurs défirs prennent des mefures pour en empêcher les effets. Leur crime eft à mon avis le plus grand, le plus odieux de tous.

Sans doute ils offencent iné-
galement l'être fuprême; mais
je laiffe aux cafuiftes à déterminer ces inégalités. Le
point de vue fous lequel je
les regarde principalement
eft le préjudice qu'ils appor-
tent au bien de la fociété,
& c'eft fur ce piéd que je les
ai arrangés dans l'ordre qu'on
vient de voir, mais il eft à
obferver que dans chaque
claffe on peut encore diftin-
guer des rangs divers.

Les coupables de la pre-
miere ne font proprement
tort qu'à eux. Celui qu'ils font
cenfée faire à leurs parens &

compenfé par l'avantage qui en rejaillit fur le Public, dont le plus grand bien eft d'avoir des Citoyens.

On devine aifément les motifs qui m'ont fait peupler la deuxiéme claffe.

Les habitans de la troifiéme ne font pas à mes yeux tout à fait auffi coupables l'un que l'autre : celui qui eft marié me le paroît le plus. Si c'eft l'amante qui eft mariée, elle rifque de faire tort aux enfans de fon mari : fi c'eft l'amant, il fait un tort réel à fa femme. J'en ai connu une qui fur cet article avoit des principes fort singulier. Elle étoit bien aise d'avoir un amant, mais elle ne combloit jamais ses désirs, que lorsqu'elle se croyoit sûr que son mari l'avoit mise hors d'état d'en craindre les suittes. Le galant avoit beau se plaindre, il falloit qu'il prît patience. Voici comment elle raisonnoit dès qu'une fois je suis légitimement enceinte & que mon mari n'a pas le moindre soupçon de mes galanterie, je ne fais tort qu'a moi-même, & ce ne sont les affaires de personne, c'est disposer de mon bien. Dans

Dans le quatriéme cas la faute eſt double de celle du troiſiéme ſans avoir égard aux interêts du mari lézé, on prive une femme d'un bien qui lui appartient & on riſque d'introduire des héritiers illégitimes parmi les enfans de l'autre.

Le pere d'un Satyre, la mere d'un Minotaure déroge aux Loix de la nature, & au lieu du Roi des animaux ne produit qu'un monſtre. C'eſt faire à la ſociété un tort conſidérable.

Mais n'en reçoit elle pas encore un plus grand de ceux

K

qui ne produifent rien du tout , & qui cependant ne veulent pas perdre le plaifir attaché à la production de leur femblable ? Je penfe que oui : & c'eft ce qui ma fait regler le cinquiéme & le fixiéme rang. Cette raifon n'a pourtant pas été l'unique. Une autre qui feule me fembleroit décifive , c'eft que le plaifir qu'on peut prendre fans aucun fecours étranger , étant beaucoup plus facile, eft fans comparaifon bien plus préjudiciable à la propagation du genre humain , de combien de fujets ne prive t'il pas

la société en retenant dans le
célibat quantité de personnes
que sans ce malheureux ex-
pédient, leur tempérament
forceroit de recourir au mariage ? Cette raison me paroît si forte qu'elle ma fait
long-temps balancer si je ne
transposerois pas la sixiéme
& la septiéme classe à la place l'une de l'autre. Qu'importe à la nature de quelle
façon on la prive de ses biens
si-tôt qu'on l'en prive ? La
principale différence que je
trouve entre ces deux classes,
c'est que la sixiéme ; ainsi que
la cinquiéme n'exige qu'un

coupable, & que la septiéme en exige nécessairement deux qui même pour l'ordinaire sont doublement, à l'actif & au passif. Cependant le bien public étant toujours préférable au bien particulier, la nécessité de faire partager son crime à un autre ne m'auroit pas déterminé, si je n'avois songé à la facilité de trouver des complices.

Mais une chose sur laquelle je nai jamais hésité, c'est à regarder comme le comble des horreurs les précautions que prennent deux époux pour ne point, ou ne plus

avoir d'enfans, fans renoncer pour cela au plaifir qu'ils
trouvoient à en faire. C'eft
frauder les droits de la nature. C'eft manquer lâchement
aux engagemens authenti-
ques qu'on a pris avec le Public: fi ce Public étoit équitable, s'il entendoit toujours
bien fes véritables interêts,
il devroit avoir bien plus
mauvaife opinion des femmes
qui ne font pas d'enfans, que
des filles qui ont le malheur
d'en faire. Par fes préjugés il
authorife, pour ainfi-dire, ces
dernieres à prendre des mefures pour n'en point avoir;

& les prémiéres sont obligées par état à faire tous leurs efforts pour lui en donner. Je voudrois que, comme chés les anciens, les femmes stériles fussent l'objet de notre mépris, qu'il fût permis de les répudier , & que nous réglassions les marques de notre estime sur le nombre de leurs enfans. Leur vanité , leur orgueil, les feroient peut-être consentir à laisser aller les choses comme il plairoit à la nature. Je dis peut-être car il y en à qui ne chérissent que leurs attraits. Et il n'est rien à quoi elles ne fussent

capables de consentir , plutôt que de risquer à les perdre. Ce sont ces jolies femmes l'à qu'on devroit regarder comme de vrais monstres
l'opprobre de la société , &
non pas uns fille infortunée ,
qui vraisemblablement eut été
une épouse fidelle , une mere
tendre & une excellante ci-
toyenne , si son cœur inca-
pable de tromper & d'en
croire les autres capables ,
eût eû le bonheur de ren-
contrer à la p'ace d'un mal-
honnête homme , un amant
digne de son attachement.

Ce que c'est que le préju-

gé! il fait traiter de baga-
telle les plaifirs folitaires, ou
ceux de deux époux qui en
empêchent les effets : au contraire il fait fur-tout par les
femmes, regarder comme des
horreurs qui les font frémir,
les plaifirs qu'un homme voué
au célibat peut prendre avec
fon femblable, ou une brute;
cependant n'eft-il pas clair
aux yeux d'un Juge impar-
tial qu'il n'y a pas de comparaifon entre les crimes de la
plupart de ces femmes & ceux
qui les font frémir ? L'homme voué au célibat ne fait tort
qu'à lui : de ce côté il ne doit
plus

plus rien à la focieté , & les époux ont contracté avec elle des dettes qu'ils doivent fans cefse travailler à acquiter ; s'ils ne veulent renoncer à l'ufage des principales douceurs du mariage. Il eft vrai que l'époux fouffre quelque diminution dans les fiennes ; mais l'époufe , fans rien perdre du côté du plaifir , gagne l'exemption des inconvéniens & des périls qui accompagnent ou fuivent les grofsefses & les accouchemens. C'eft pourquoi il ne faut pas fur cette matiere s'en rapporter aux femmes quand leur interêt ne les aveugle pas, il n'en décide pas moins leur façon de penser : & y a t-il après cela de quoi s'étonner de leurs jugemens ? croit-on que leur aversion pour les Chévres & leurs galans soit un effet de l'amour du bien Public ¿ Au reste je ne pense pas qu'il soit besoin d'avertir qu'en cherchant à leurs inspirer de l'horreur pour leurs déréglemens, je ne prétends point diminuer celle qu'on a justement pour les faiseurs de monstres.

CHAPITRE XI.

Sur le moyen de faire des filles.

SExe plus volage que les Zéphirs & plus charmant encore que volage, qui m'avez tant de fois trompé des espérances que vous aviez pris plaisir à me donner, je n'ai jamais sçû vons rendre la pareille. Je n'ai point oublié que vous n'avez pas eu dans le titre de cet ouvrage la part qui vous y étoit due & que dans ma Préface je vous ai promis de vous en dédomager. Partout ce que jusqu'à présent j'ai dit sur votre compte, un autre se croiroit vraisemblablement dégagé de sa parole ; mais je crains tant de manquer à la mienne, surtout envers vous, que j'ai voulu vous faire les honneurs de ce Chapitre, en l'intitulant le moyen de faire des filles : titre sans doute moins attendu de mes Lecteurs, que celui qui leur eût annoncé le secret de faire des garçons Cependant que ceux qui s'attendoient à ce dernier titre me pardonnent le petit tour que je leur joue en votre fa-veur. Ils trouveront les deux secrets néceſſairement liés l'un avec l'autre.

Il n'y a point d'animal qui ne ſoit le fruit du mêlange la ſemence de ſon pere avec celle de ſa mere. C'eſt l'eſpe-ce de ces ſemences qui déter-mine celle du fétus. Un Che-val & une Jument produiſent un **Poulain**, un âne & une âneſſe font un ânon, & une Jument couverte par un âne donne un mulet : la ſemence dans les fémelles eſt filtrée par les ovaires & dans les mâles par les testicules: ce sont donc les testicules & les ovaires qui décident l'espece des animaux dont ils sont l'origine. D'ailleurs ces organes sont naturellement doubles & dans le mâle & dans la fémelle : ne détermineroient ils point le sexe aussi bien que l'espece ?

Voila une question que je me suis faite : mon premier mouvement m'a fait pancher pour l'affirmative ; & mon penchant a été secondé par les observations suivantes.

L'artere spermatique droite sort de l'aorte environ, un démi doigt au-dessus de celle du côté gauche.

127

La veine fpermatique droite entre dans la veine cave ,
& la gauche entre dans l'é-
mulgente.

Il n'y a, je crois, point
d'homme qui ignore qu'il à
un tefticule un peu plus gros
& plus élevé que fon com-
gnon.

Chaque tefticule à fon canal, appellé déférent, par où
la femence fe rend dans les
veficules féminaires.
Les veficules féminaires font
plus groffes d'un côté que de
l'autre.

Celles du côté droit font
féparées de celles du cofté
gauche.

I. iiij

Les deux conduits qui en fortent, demeurentdans toute leur longueur féparés l'un de l'autre.

Ces deuxconduits ont chacun leur orifice bien diftingué par lequel la femence eft fans aucun mêlange portée jufques dans l'urétre.

Ces variétes conftantes à l'égard d'organes d'ailleurs parfaitement femblable ont augmenté le foupçon dans lequel j'étois qu'un des tefticules ne fervoit à faire que des mâles, l'autre que des femeles, & qu'il en étoit ainfi des ovaires.

Dans cette hypotefe il eft

évident qu'il feroit fort aifé d'avoir à fon gré des garçons ou des filles. Il n'y auroit qu'à fe faire enlever le tefticule ou l'ovaire deftiné pour le fexe dont on ne voudroit point.

Je conviens qu'il pourroit fe trouver des perfonnes qui auroient quelque peine à faire perfonnellement ufage de cet expedient ; mais il n'y en a point qui ne s'en fervît volontier à l'égard des chiens, des chevaux & des autres animaux ; & c'est déja un grand avantage. Cette opération ne feroit que la moitié de cel-

le qu'on fait tous les jours à
la plûpart d'entr'eux. Je la
crois doulourcufe ; mais l'experience prouve qu'elle eft
rarement mortelle. Loin d'en
mourir , la plûpart des fujets
fur lefquels on l'a fait, à peine
en font malades. Je m'imagine que la douleur qu'elle
occafionne eft à peu près femblable à celle que caufe une
dent qu'on fait arracher. On
l'enleve avec l'organe qui en
étoit le fiége

Au furplus on pourroit, en
faveur de ceux qui ne vou-
droient pas s'y expofer, trou-
d'autres expediens moins fûrs

à la verité ; mais aufli plus doux. J'en ay un dans l'idée qui dépendroit uniquement de l'adrefle des femmes.

Pour le bien concevoir il faut obferver qu'un homme ne peut pas à fon choix faire couler fa femence des veficules feminaires qui font à la droite, plûtôt que de celles qui font à la gauche. La femme au contraire peut la diriger vers celui de fes ovaires qui lui plaît. Elle n'a qu'à fe pencher toujours de fon côté lorfqu'elle travaille à devenir mere. La liqueur féminale fera par fa propre pefanteur déterminée à s'infinuer dans la trompe qui aboutie à l'o-vaire qu'elle a en vûe. Tant qu'il ne fera pas arrofé par la femence des véficules féme-naires aufquelles il corref-pond, la femme reftera fteri-le : elle ne deviendra fécon-de que lorfque cet ovaire fe-ra arrofé par la femence des véficules fémenaires qui lui font analogues.

Il eft vrai qu'on me de-mandera maintenant, & de quel côté une femme doit elle fe pencher pour avoir des filles ? Quel eft l'ovaire, quel eft le tefticule deftinés pour les produire ? C'eſt ce que je ne ſçais pas encore trop bien moi-même.

L'hiſtoire nous apprend que Charles ſecond Roi d'Angleterre, abandonna les daines & les biches d'un de ſes parens à la curioſité de Harvey, qui en rendit vœufs tous les dains & les cerfs, à force de chercher dans les entrailles de leurs fémelles à pénétrer le miſtére de la gé- nération : il ſeroit à ſouhai- ter qu'il ſe trouvât un Sultan aſſez généreux pour céder à un habile Anatomiſte les beautés de quelqu'un de ſes

Sérails fur lefqueles on effai-
ât diverfes attitudes , jufqu'à
ce qu'on en decouvrit une
propre à faire des filles. L'op-
pofée feroit fans doute celle
dont il faudroit fe fervir pour
avoir des garçons. Comme
les Mufulmans n'ont pas pour
les Sçiences autant de goût
que les peuples de la grande
Bretagne . je doute qu'il ré-
gne jamais de Prince Ma-
hométan capable d'imiter le
Monarque Anglois ; mais en
révanche , une chofe dont
je ne doute point , c'eft que
fi par hazard quelqu'un en
formoit le deffein , il ne

manqueroit fûrement pas
d'Anatomifte pour rem-
plir l'emploi de Harvey.
C'eft une place que je voudrois au *Galant* auteur de *Ve-*
nus Phifique. Je fuis perfuadé que fon zéle pour l'a-
vancement des Sçiences lui
feroit volontiers confacrer le
refte de fes jours à l'éxerci-
de ces favantes & délicates
éxpériences.

J'en ai moi même déja
tenté quelques unes avec ma
feconde femme ; car j'en ay
eû deux : & avec la premiere
je ne fongeois tout au plus
à avoir des enfans quels qu'ils

néral ; mais toutes les fois que je travaillois à remplir les vœux, de la derniere qui. défiroit des garçons, j'avois foin de la faire pencher du côté gauche, & foit par hazard, ou par adreffe, je n'en ai eu que trois enfans , qui tous trois font du fexe qu'elle fouhaittoit. Cependant je ne compte que de bonne forte fur ces expériences. La mort, l'inéxorable mort ne m'a pas permis de les multiplier affés pour attacher à leur fuc-cès un certain dégré des pro-babilité.

C'eft dommage que la ré-ligion

ligion ne nous permette pas d'en faire fur plufieurs femmes dans le même temps : la découverte de la vérité en iroît bien plus vîte ; mais pour l'accélérer d'une façon plus efficace encore, ne pourroit-ton pas fe fervir d'un expedient qui me vient en penfée & qui n'eft, je crois, défendu chez aucun Peuple ? ce feroit de couper pendant quelque temps un tefticule & un ovaire aux criminelles condamnés à mort par la Juftice ; de marier enfemble ces demi Eunuques ; de leur enjoindre de travailler à dé-

M

venir peres & meres , fous peine de fubir l'éxécution de la Sentence prononcée contre leur vie , & de tenir pour plus grande fureté la femme inacceffible à tout autre homme que fon mary , jufqu'a ce qu'on fût bien fûr de fa groffeffe. On ne répéteroit pas long-temps cette épreuve fans s'affurer de ce qu'on doit penfer de mon hypothéfe.

Enfin ceux qui fe fentiront de la répugnance pour ce moyen, n'ont qu'à lui faire changer de fujet & l'appliquer aux animaux. Par ce qui se passera chez eux, on pourra juger de ce qui doit arriver chez nous. C'est la même chose, au moins quant aux fonctions animales : & nous saurons encore bien plus promptement & plus facilement à quoi nous en tenir.

On ne manquera pas de m'objecter qu'il y a des hommme qui sont nés avec un seul testicule & qui pourtant ont eu des filles & des garçons. Ceux qui me feront cette objection ne seront peut-être pas si surs de sa réalité que moi ; car j'ai connu dans ce cas un homme aſſez mon ami pour m'en faire confidence. Mais j'ai deux réponſes, au lieu d'une, à cette difficulté.

La premiere eſt le bon mot de Rablais (*) à un homme de la Cour ſoupçonné d'impuiſſance. Une belle nuit ſa femme s'aviſa d'accoucher. Dès le point du jour le nouveau pere ſortit tout joyeux pour aller divulguer cette heureuſe nouvelle. La premiere perſonne qu'il rencontrat fut le Curé de Meudon, dont il avoit plus d'une fois eſſuyé les railleries. Ce bon

(*) Quelques-uns diſent de Benſerade.

mari lui ayant fiérent compté
fa chance ; eh Monfieur, lui
repliqua le digne Pafteur,
qui jamais à douté de votre
époufe ?

Effectivement il y a bien
peu de femme, s'il y en a,
qui, même avant que de l'ê-
tre, ne fachent combien un
homme doit avoir de tefticule : & quand un époux a le
malheur de n'en avoir qu'un,
quelque fage que foit l'époufe, il y a tout lieu de craindre qu'elle ne fe croye à moiié trompé au moins & qu'elle
ne cherche à s'en dédommager.

Cependant ces maris-là valent bien les autres, fi l'on doit en croire mon ami; & ne fut-ce que pour fon honneur & pour celui de fon époufe, je croirai du moins que fes femblables peuvent réellement avoir des enfans des deux fexes; mais auffi je fuis perfuadé qu'ils ont véritablement deux tefticules, quoiqu'il n'y en ait qu'un de vifible & de palpable : & c'eft la feconde réponfe que j'ai promife à l'objection.

Si l'on m'en fait quelqu'autre, j'en renvoye la folution à l'évenement des experiences

que je propofe. Je crois qu'il
eft inutile d'exhorter à les
faire, ceux qui font à portée
de fe donner cette fatisfac-
tion. L'utilité publique, l'honneur & le profit même que
peut raifonnablement efperer
celui à qui elles réuffiroient,
font des motifs affez puiffans
pour déterminer à les entre-
prendre : & le feul défir de
connoître la vérité fuffit pour
engager les curieux d'un certain genre à les tenter.

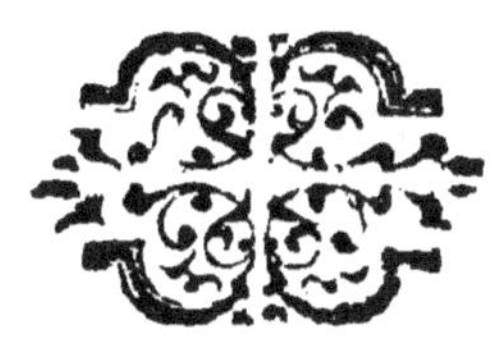

CHAPITRE XII.

Sur la cause du plaisir.

C'eſt le Roi des plaiſirs & le plus doux plaiſir des Rois mêmes, que celui qu'on goûte dans les bras d'un objet aimable, dont on eſt, ou dont on ſe croit aimé. Il eſt ſi ſupérieur à tous les autres, qu'un des peuples de la terre le plus nombreux le ré-garde comme un extrait de la béatitude (*a*) il mérite

(a) les Turcs

merite

donc bien qu'on prenne la peine de chercher à connoî-tre son origine, la plûpart des hommes se contentent de le sentir, peu inquiéts de sça-voir d'où il vient, pourvû qu'il vienne ; mais les Philo-sophes s'en font un nouveau, plus flateur que le premier, de la découverte de sa source ; lorsque ces beaux Génies se mêlent d'être voluptueux, une volupté commune ne leur suffit pas : ils la font, pour ainsi dire, germer & multi-plier entre leurs mains.

Qu'elle différence entre le sort d'un Philosophe, & ce-

lui d'un amant ordinaire, ou
d'un libertin ! ce dernier ne
goûte, ne connoît en amour
que le plaisir des sens ; le se-
cond y joint ceux du cœur ,
& le troisiéme y ajoute encore ceux de l'esprit ? l'un ne
songe qu'à son plaisir ; l'autre paroît moins occupé du
sien que de celui de ce qu'il
aime ; & leur rival aussi sen-
suel, aussi délicat & plus éclai-
ré, unit à la douceur de re-
çévoir & de rendre du plaisir , la satisfaction de savoir
au moins en général comment
& pourquoi il le sent & le fait
ressentir. La volupté du li-

bertin eſt auſſi vive que l'é-
clair & plus paſſagere encore.
L'amant y en joint une plus
douce & plus durable. Elle
reſſemble à ces liqueurs, qui
laiſſent après elles une odeur
ſüave, qu'on reſpire, qu'on
aime à reſpirer long-temps
encore après qu'on les a búes,
mais la volupté la plus ſatis-
faiſante, la plus glorieuſe eſt
réſervée au vrai ſage. L'heureux mortel ! il les réunit toutes trois. Son bon-heur eſt
comme la ſomme, ou plutôt
le produit des deux autres
multipliées par celui qui lui eſt
perſonnel. Car il ne faut pas

N ij

s'imaginer que sa félicité se fasse par addition , en sorte qu'elle soit seulement double de celle de l'amant & triple ou quadruple de celle du libertin. Elle se fait par multiplication, Si j'avois les priviléges de l'Auteur de *Venus Physique* , & que le sentiment pût se calculer , ou que l'espéce de calcul dont il s'agit m'autorisât à parler le langage de la géométrie , dévenue intelligible à la plûpart de nos femmes d'esprit ; je dirois que les plaisirs du libertin , de l'amant & du Philosophe sont entre eux comme

un nombre , fon quarré &
cube ; c'eft à dire que fi le
plaifir du premier étoit 4 ,
celui du fecond feroit 16 , &
celui du troifiéme 64 ; & je
me rapporterois volontiers
de la juftefle de ce calcul aux
amans qui ont quelque fois
été heureux & libertins. Je
fuis perfuadé qu'ils convien-
droient que j'ay raifon à l'é-
gard de la premiere partie ,
qui eft à leur portée : & je
n'aurois pas tort quant à la feconde ; ils peuvent m'en croire fur ma parole. La volupté
qui leur eft propre eft pour
le moins autant au deffous de

celle qui eſt particuliere au Philoſophe , qu'au deſſus de celle qui leur eſt commune avec le libertin. Tout le monde eſt à portée de prendre du plaiſir : il n'eſt même pas fort rare d'en rendre ; mais il l'eſt extrêmement de joindre à ces deux avantages celui de ſavoir comment, & pourquoi l'on en ſent & l'on en rend. Trois fois heureux celui qui peut confondre toutes ces ſortes de plaiſirs ; ceux de la troiſieme eſpéce ſont déſormais les ſeuls auxquels j'aſpire, puiſſai-je les partager avec mes Lecteurs !

Je crois avoir démontré ci-dessus que l'effusion de la sémence n'est point chez nous mêmes la cause du plaisir que nous trouvons à la répandre, puisque nous sommes capables de goûter l'un avant que d'être en âge de produire l'autre. J'épargnérai à mon Lecteur l'énumération des erreurs dans lesquelles on est tombé sur ce sujet, aux risques qu'en pourra courir à ses yeux mon érudition. Je passe tout de suitte à ce que je pense sur cette matiére. Peut être est-ce encore une erreur, qui ne vaut pas la peine de faire essuyer le réçit de celles qui l'ont précédée.

Je penſe donc que chez
nous autres hommes le plaiſir dont il s'agit conſiſte
dans les mouvemens d'une eſpéce de ſoûpape toute ner-
veuſe qui bouche l'orifice des
véſicules ſéminaires par où
fort la ſémence , ou bien
ſeulement dans les mouvé-
mens de ſa charniére tiſſüe de
fibres nerveuſes toutes pures.

Dans cette hypothêſe il ne
me paroît pas fort difficile de
rendre raiſon du plaiſir dont
nous cherchons la cauſe &
de toutes ſes circonſtances.

Au deſſous de ce plaiſir
ſuprême , il en eſt un au deſ-

deſſus de tous les autres,
C'eſt celui qui le précede immédiatement , il lui céde à
la vérité ; mais il ne céde
qu'à lui , & ſans lui il n'en eſt
point qui ne lui cédât. Ils doivent tous les deux s'expliquer
de la même façon. Toute la
différence qui ſe trouve entre
eux , c'eſt que l'un conſiſte
dans l'ouverture des foû. Pa-
pes des véſicules féminaires ;
& l'autre dans celle des valvules des proſtates. Ce dernier , preſque auſſi doux que
celui qu'il annonce , eſt ſans
comparaiſon plus durable.
Pourquoi ne pouvons nous
pas aſſez modérer nos déſirs

pour nous en tenir plus long-
temps à lui ? nous le quittons
imprudemment pour courir
après un autre , qui nous
échappe si-tôt que nous l'a-
vons attrappé. Nous perdons
tout pour vouloir tout avoir.
L"homme ne se trouve jamais
bien , tant qu'il sent qu'il
peut être mieux.

Mais est-ce à nous que nous
devons nous en prendre ? non,
c'est à la nature elle même.
L'effusion de la sémence est
sonbût, & elle y tend avec im-
patience. Si elle n'eût pas mis
une certaine gradation dans
le plaisir qui nous y conduit ,

souvent pour le prolonger , nous nous serions arrêtés en chemin , & nous aurions trompé ses espérances ; mais elle a bien sçu y pourvoir, en nous faisant , jusqu'à ce qu'elle soit arrivée à sa fin , pressentir une volupté toujours supérieure à celle que nous sentons. Au reste nous devons lui être fort obligés de ce qu'elle nous attire par dégrés au comble de la félicité. Si elle étoit subite, sans compter ce que nous perdrions du côté de sa durée déja trop courte , pourrions nous en supporter l'impresfion ; les hommes fenfuels tout préparés qu'ils y font , fuccombent quelque-fois fous l'excès de fa douceur. Elle accable les jeunes gens qui la fentent pour la premiere fois que devienderions nous donc fi nous la goûtions fubitement ce feroit pour le coup que nous ferions expofés à mourir de plaifir.

Pour parer cet inconvénient, la nature produit cette fenfation pas une efpéce de cafcades au moyen des petits nerfs dont elle a femé la différence fpécifique de l'homme. De fon extrémité , qui en eft toute l'ardée , ils vont ,

après avoir parcouru la longueur , aboutir aux proſtates
d'où de nouveaux filets ner-
veux , plus fins , plus purs &
plus courts que les précedens ,
partent pour aller ſe terminer
aux véſicules ſéminaires : un
homme veut il travailler à en
faire un autre. Les houpes
nerveuſes dont eſt criblée l'extrémité ſi ſenſible de ſa différence ſpécifique, ſont agréablement agitées , les nerfs
ſe tendent peu à peu ébran-
lent , ſoulévent , ouvrent les
valvules des proſtates & donnent un avant-goût du bou-
heur , en laiſſant ſortir ce
uide onctueux & tranſpa-

rent qui eſt l'avant-coureur de la ſémence.

Les valvules des proſtate s en ſouvrant tirent, & roidiſſent les nouveaux nerfs qui vont aboutir aux véſicules ſémi-naires dont enfin les ſoûpapes s'ouvrant auſſi, laiſſent ſortir la ſémence, & produiſent ce ſentiment delicieux qui retentit dans tous les membres par le moien des liaiſons qu'ont les ſoûpapes des véſicules ſémi-naires avec les Rameaux des nerfs répandu s par toutes les parties du corps.

C'eſt dans le ſeul mouvement de ces ſoûpapes que conſiſte le plaiſir. Sa trop courte durée n'en eſt elle pas une bonne preuve? s'il étoit comme on ſe l'imagine, l'effet de l'effuſion de la ſemence, il devroit tout au moins durer autant qu'elle, & il s'en faut malheureuſement beaucoup. Quand la premiere goutte de la ſémence paroît, la ſenſation eſt déja paſſé : il n'en reſte plus qu'une eſpèce de ſouvenir, qui dure à peine juſqu'à leffuſion de la derniere goutte. On voit par la combien ſont aveugles en leurs déſir, les émulateurs de ce divin Epicurien qui ſouhaittoit un col de grüe pour goûter plus long-temps, pour ſavourer à

long traits les plaisirs de la table. Non, celui dont il s'agit,
n'est dû qu'aux mouvemens
de la valvule des vésicules sé-
minaires , encore n'est-ce
que quand elle vient à s'ouvrir ; ce qu'elle fait assés ra-
pidement. Dès qu'elle est ouverte , la sémence sort , &
c'est ce qui fait qu'on a coutume d'attribuer le plaisir à
l'effusion de cette liqueur ,
qui le suit de si près , tandis
qu'elle coule & que la soûpa-
pe demeure ouverte , les vifs
transports dont l'homme étoit
agité sont tout a coup suspen-
dus il devient immobile, soit
parce qu'il sent qu'il ne peut
péut

être mieux , que fes vœux font
enfin comblés ; foit parce que
les plus tendres careffes qu₁
lui étoit fi agréables l'inftant
d'auparavant , lui font déve-
nües douloureufes.& infupor-
tables , comment expliquer
cette impreffion nouvelle , ce
paffage fi fubit du plaifir à la
douleur , fi ce n'eft en difant
que la valvule fe trouve alors
dans l'état violent du deffus
d'une tabatiere , dont on forceroit la charniere , en vou-
lant trop l'ouvrir ? quand on
la laiffe en repos , elle retom-
be doucement, referme l'orifice des véficules féminaires

& retrace par sa chute lente
& voluptueuse unefoible image du sentiment évanoüi.

Il est des femmes heureu-
sement constituées ‚ mais il en
est trop peu qui ont reçu de
la nature le précieux don
d'arrêter quelques instans ‚ de
ressusciter ‚ pour ainsi dire ‚
ou du moins de rappeller le
plaisir envolé : car ce n'est pas
ui proprement qu'elles ré-
produissent, ce n'en est que
l'ombre ‚ c'est une copie
imparfaite du plus parfait
original ; c'est un echo qui ré-
péte confusément les dernieres syllabes d'une chanson
chantée par la plus belle voïx

du monde & cet écho , où croit-on qu'il eſt ? dans la différence ſpécifique de quelques femmes , qui ont le talent d'en mouvoir , d'en ſerrer à leur fantaiſie les bords preſque auſſi facilement que les lévres de la bouche même. Ces douces étreintes continüent , renouvellent les ébranlement des fibres nerveuſes répandues dans toute la longueur de la différence ſpécifiques des hommes , & leurs agitations,leurs agréables ſécouſſes ſe communiquent à l'organe immédiat du plaiſir , à la valvule dès véſiules ſéminaires.

Voilà sans doute en quoi consiste principalement le charme sécret de ces personnes dont les faveurs rédoublent l'amour de l'heureux amant qui les reçoit. Elles n'ont point à craindre d'infidélités : ou si quelque fois elles y sont exposées, le déserteur revient bientôt à leurs genoux en demander pardon. Elles sont toujours aimées , parce qu'elles sont toûjours aimables , avec cet avantage incomparable elles peuvent se passer de beaucoup d'autres attraits : & tous les autres peuvent à peine dédommager de l'abſence de celui là. C'eſt ſurtout lui qui fait quelque-fois préférer à une épouſe char- mante, une maîtreſſe qui le paroît bien moins & qui au fonds l'eſt bien d'avantage, faut-il que la nature en ait gratifié ſi peu de différences ſpécifiques ! cette eſpèce de Sphinéter ſi rare chez elles & commun dans un dégré plus parfait à tous leurs Antipo- des, ne fait il point entrevoir la principale cauſe du goût pervers dont on accuſe les Ultramontains.

L'éxemple des Eunuques & des enfans, dont les uns

ne font plus, & les autres ne font pas encore en état de répandre de la femence, eft très favorable à mes conjecture fur le plaifir qui en accompagne, ou plûtôt en précéde ordinairement la fortie. comme la nature eft toujours prudente, elle ne manque pas à former les véficules féminaires avant la liqueur qu'elles doivent contenir : ainfi les jeunes gens peuvent en faire joüer la foûpape à fec, & s'am ufer à l'effayer queltemps avant qu'ils foient en état d'en rien faire fortir.

Par la même raison ces pré-
tendus infortunés chez qui
des mains trop inhumaines
ont tari la source de l'Huma-
nité, les Eunuques, quoique
inhabiles à la génération, ne
le font pas au plaifir : plus
d'une fultane en pourroit dire
des nouvelles ; & en ce cas
ils ne font pas à beaucoup
près tant à plaindre que le
penfe l'auteur de *Vénus*
Phyfique. S'il les eût bien
connus, peut-être lui euffent
ils fait plus d'envie que de pi-
tié. On peut avec l'Agréable fe confoler de la privation
de l'utile. Et quel utile encore!

C'eſt plûtôt un ſuperflû , un obſtacle même pour plaire à nos belles , ou pour en re- cevoir des preuves qu'on leur a plû. Anciens objets de leurs chaſtes mépris , modernes A- baillards , qu'elles vous en dé- dommageroient , que de ver- tus dont la vôtre ſeroit l'écueil, ſi elle n'étoit pas ignorée ! que vous ſeriez heureux ,ſi on vous croyoit capables de l'être ! le malheur eſt que vous vous en ſouciez peu. Ce n'eſt pas tant le pouvoir de l'être qui vous manque , que le deſir de le dévenir. Les ſerails abondent

en

en preuves de cette vérité (*a*); mais pour s'en convaincre, il n'est pas nécessaire d'aller les chercher si loin. Le lecteur curieux peut en trouver une dans le premier chat ou chien coupé qui lui tombera sous la main. Je dois cette découverte à un ami qui dans une lettre qu'il m'a écrite sur la matiere que je traite, me marque.

» Dans ma tendre jeunesse
» j'aimois passionément la

(*) Lisez Babie à l'Artice de Combabus. Entre autres curiosités favorables à mon opinion, vous y trouverez à propos de ce dont sont capables les Eunuques, un énergique & savant passage de Saint Bazile.

II. Part. P.

» chaſſe & n'avois point de
» chien pour y aller. mon frere
» en avoit un auquel je faiſois
» toutes ſortes de careſſes
» pour l'engager à me ſuivre.
» un jour que je badinois avec
» lui & que je lui portois indif-
» féremment les mains par
» tout, je m'apperçus qu'il
» étoit extrêmement ſenſible
» à un certain endroit qu'il
» n'eſt pas beſoin que je nom-
» me. comme je ne cherchois.
» qu'à l'obliger, je le careſ-
» ſai tant qu'il voulut à cet
» endroit. le pauvre animal,
» pour m'en témoigner ſa re-
» connoiſſance, ne me quit-

» ta point de la journée. Cet-
» te expérience m'ayant mis
» au fait des moyens de lui
» plaire, toutes les fois que
» nous allions à la chaffe, je
» ne manquois pas de lui fai-
» re ma cour, & lui à fon tour
» ne manquoit pas de chaffer
» fous le bout de mon fufil.
» Mon frere avoit beau l'ap-
» peller & le battre : le mo-
» ment d'après il revenoit à
» moi, & tout Eunuque
» qu'il étoit, le fouvenir du
» plaifir que j'avois foin de lui
» renouveller de temps en
» temps, lui faifoit oublier les
» coups qu'il venoit de rece-

» voir. à l'aide de ce joli fe-
» cret, lorfque nous allions
» fept ou huit à la chaffe , je
» me fuis donné plus d'une
» fois le divertiffement de
» trainer après moi tous les
» chiens, dont les maîtres ne
» pouvoient comprendre l'at-
» tachement fubitet fingulier
» pour quelqu'un que plufieurs
» de ces animaux voyoient
» pour la premiere fois.

Je ne fais fi mes lecteurs
feront contens de ce que j'ai
dit fur le plaifir des hommes ;
mais je crains qu'ils ne le
foient encore bien moins de ce
que j'ai à dire fur celui des fem-

mes, Dans la recherche du prém ier j'étois guidépar ma propre experience & par celle de mes amis: Ces reſſources me manquent toutes deux à l'égard du ſecond. Pour être à portée de rendre compte de ce qui ſe paſſe chez les femmes, il faudroit être de leur nombre, & graces au ciel je n'en ſuis point. J'en remercie le ciel, car ce ſexe m'eſt trop cher pour déſirer d'en être. Je voudrois ſeule-ment qu'il fût un peu plus ſincére ſur l'Article que je traite. Quand on l'interroge ſur cette matiere, la plûpart

de ces pudiques individus fe
piquent d'une réferve ridicu-
le : elles rougiroient de parler
un moment de ce qu'elles
n'ont point de honte de faire
tous les jours : les autres vous
difent qu'elles ne favent point
ce qu'on leur demande. Elles
affectent une ignorance doublement mortifiante pour
celui qui les queftionne , &
femblent lui reprocher de ne
les avoir pas mifes en état de
le mieux inftruire. Quelques-
unes au contraire fe vantent
d'une fenfibilité quelles mani-
feftent & qu'elles expliquent
d'une façon a ne faire avoir au-

cune foi. » J'en ai queſtionné
» de bien des eſpéces, me
» mande l'ami dont j'ai parlé
» ci-déſſus, & je n'ai été con-
» tent d'aucune. Je croyois
» ordinairement le contraire
» de ce qu'elles me diſoient,
» & j'ai découvert plus d'une
» fois que je ne m'étois
» pas trompé. Sérieuſement
» quand on en a entendu plu-
» ſieurs ſur ce chapitre, on
» ne ſait plus à quoi s'en tenir.
» Le plus court & le plus ſur
» eſt de les interroger avec
» l'index ou ſon voiſin, &
» c'eſt de leurs mouvemens
» plûtot que de leur bouche

» qu'on doit attendre la véri-
» té.

Suivant ce principe le grand nombre, contre fon ordinaire, a, je crois, raifon cette fois-cy: l'opinion commune eft par hazard vraye. C'eft celle qui chez les femmes regarde comme l'organe immédiat du plus doux des plaifirs cet abrégé de la différence fpécifique de l'homme, que quelque-fois il égale, dit-on, & furpaffe même en volume. Dans cette hypothéfe je crois que la volupté fe produit chez la femme à peu près comme chez l'homme, c'eft à dire

par les mouvemens de cet organe, ou de quelques-unes de
ses parties : tachons de concevoir, & d'expliquer de quelle façon la chose arrive.

Pour y parvenir qu'on me
permette de rapporter deux
ou trois passages de Dionis en
ses propres termes.

» Les deux muscles, ditil,
» p. 307, qu'on appelle éja-
» culateurs sortent du Sphinc-
» ter de l'anus, & s'avançant
» latéralement le long des lé-
» vres, s'insinuent à côté du
» clitoris . . . Ils servent à
» ressêrer & à retrecir l'orifice
» du vagin, parce qu'en se

» gonflant , ils obligent les
» lévres de se serrer l'une con-
» tre l'autre, de maniere qu'el-
» les en compriment mieux la
» verge dans le temps des
» approches. C'est aussi par
» leur moyen que quelques
» femmes font mouvoir ces lé-
» vres selon leur volonté.

Dans une note p. 310 on
ajoute » M. Heister a obser-
» vé à l'entrée du vagin un
» plan de fibres musculeuses
» qui y forment une espéce de
» Sphincter, & sont adhéren-
» tes au Clitoris , qui resser-
» rent cet orifice au temps
» du coït , & embrassent

» agréablement le membre
» viril ; ce qui fait que cet ori-
» fice eſt toujours plus ſerré
» que le reſte du vagin.

Cela poſé , je crois que le plaiſir de la femme vient des frictions de la différence ſpécifique de l'homme contre les parois de la ſienne & principalement contre l'entrée. *Ces muſcles qui en ſe gonflant la tétréciſſent , ces fibres muſculeuſes qui l'abordent , & vout s'attacher au Clitoris* , lui communiquent les ſecouſſes agréables qu'on leur donne , le roidiſſent ; tendent ſe reſſorts & font enfin joüer celui qui eſt l'organe immédiat de la plus

délicieuſe de toutes les ſenſa-
tions.

Peut on aſſez admirer la
méchanique induſtrieuſes que
la nature employe pour arriver à ſes fins ? celle qu'elle ſe
propoſe en cette occaſion, eſt
d'engager le mâle à conduire
ſa ſemence juſques dans la matrice : ſi elle lui donne du plaiſir, elle lui en promet toujours
d'avantage juſqu'à ce qu'il ait
rempli ſes vües, ce n'eſt que
pour le mieux faire ſervir à
les remplir ; elle n'ignore pas
qu'on ne fait rien pour rien.
De peur que l'homme & la
femme, dont les vües ne ſont
pas toujours préciſement les

mêmes que celles de la nature, ne s'amufaffent à joüir de fes moyens fans fonger à fa fin, & ne cherchaffent pas à ren_ dre l'union de leurs différen_ ces fpécifiques auffi intime , auffi profonde qu'elle peut l'être, elle a eu la fage précau- tion de proportionner le plai- fir à la profondeur de l'in- troduction, & de rendre l'un d'autant plus grand que l'autre eft plus parfaite. Je fuis fort trompé fi ce n'eft pas à cette intention que les différences fpécifiques font redévables de leur forme voluptueufe.

Ceux qui ne jugent des cho-

ſes que par l'écorce, s'imagi-
nent que la différence ſpécifique de l'homme ne finit en
forme de pointe mouſſe, que
pour s'introduire plus aiſément dans celle de la femme;
mais ſi c'eût été la le prin-
cipal deſſein de la nature,
pourquoy auroit elle formé
l'entrée de la différence ſpécifique de la femme plus étroi-
te que le reſte de ce canal?
N'eut elle pas dû plùtôt la
rendre par tout d'un égal
Diamétre? ou ſi elle eût, ſuivant l'intention qu'on lui prê-
te, voulu rendre inégale la
capacité de ce conduit, n-eut

elle pas dû faire tout le contraire de ce qu'elle a fait ,
non feulement pour faciliter
l'union des deux différences ,
mais encore pour faire éxac-
tementré pondre la forme de
l'une à ceile de l'autre ? Cependant quoique celle de
la femme doive fon nom à
fon rapport avec une guine ,
il s'en faut beaucoup qu'elle
ne foit à l'égard de celle de
l'Homme , ce qu'eft l'étui à
l'égard du couteau , ou le
fourreau à l'égard de l'épée.
Non pas que ces différences
fpécifiques n'ayent entre elles
à peu prês la même forme ;

mais leur union se fait dans
une situation renversée, comme si on introduisoit une épée
par la pointe du fourreau : &
la nature avoit ses raisons pour
leur donner cette attitude :
C'étoit pour engager l'homme & la femme à s'unir le
plus profondement qu'il seroit possible. La différence
spécifique de l'homme augmente en volume à mesure
qu'elle s'enfonce dans celle
de la femme, en est plus étroitement serrée & la flatte plus
fortement , plus agréablement ; ce qui redouble le plaisir de part & d'autre. Il est

vray

vray qu'ils en trouveroient
encore d'avantage, si la différence de la femme embraf-
foit dans toute sa longueur
aussi étroitement qu'à son entrée celle de l'homme ; mais
la nature toujours ménagere
même en plaisir, ne nous en
donne qu'autant qu'il lui en
faut pour nous amener à son
but, & sitôt qu'elle nous y a
attirés, elle nous laisse là :
semblables à ces gens qui cef-
fent de nous flatter, des qu'ils
n'ont plus béfoin de nous.
Au reste ce que j'en dis n'est
pas pour me plaindre d'elle
en cette occurence : je fuis

II. Partie   Q

affez content du prix dont elle paye nos travaux fur la génération. Que n'en a t-elle attaché d'auffi doux à tous nos befoins.

Maintenant il eft aifé de concevoir les divers dégrés de plaifir dont cette opération eft accompagnée chez les différens fujets. Il peut être varié à l'infini par le plus ou le moins de fenfibilité dont font doués les organes. J'ai connu un homme de 20 & quelques années chez qui l'effufion de la femence ne faifoit pas plus d'impreffion que la fortie de l'urine. Ce pauvre jeune homme en étoit défolé . C'eſt apparemment ainſi que ſont conſtituées le peu de perſonnes qui vivent chaſtement dans le célibat. Une autre qualité d'ou dépend encore beaucoup la perfection du plaiſir, c'eſt le rapport trop peu conſulté des différences ſpécifiques qu'on deſtine preſque toujours au hazard à s'unir. La volupté monte au plus haut dégré lorſque entre deux perſonnes d'ailleurs ſenſibles, ce raport eſt éxact ; mais hélas ! il l'eſt encore bien moins ſouvent que celui des

humeurs,&des caractéres. (a)
lorſqu'il ne l'eſt pas , & c'eſt
malheureuſement le cas ordinaire, le plaiſir y perd con-
ſidérablement : il n'eſt preſque pas reconnoiſſable. heureux ceux qui en connoiſſent
la différence ! je ne ſais pas
trop ſur qui la rejetter. Les
hommes diſent que c'eſt ſur

(a) L'homme crée par le fils de Japet
N'eut qu'un ſeul corps mâle enſemble
    & femelle
Mais Jupiter de ce tout ſi parfait
Fît deux moitiés & rompit le modèle.
Voilà d'où vient qu'à ſa moitié jumelle
Chacun de nous brûle d'être rejoint.
Le cœur nous dit, ha ! La voilà , c'eſt
    elle ;
Mais à l'Epreuve, hélas ! ce ne l'eſt point.

les femmes, & les femmes prerendent que ce doit être fur les hommes. Ces derniers accufent communément la différence fpécifique de leurs moitiés de pécher par excès ; les femmes à leur tour reprochent à la différence fpécifique de leurs maris de pécher par défaut, & fouvent elles ont raifon ; mais les maris n'ont pas non plus toujours tort : ou plûtôt ils ont tous tort de s'accufer d'autre chofe, que de n'être pas faits les uns pou les autres. Pourquoi faut-il former au hazard un nœud comme celui là ? quelque-fois de quatre mécontens que faît l'himen, l'amour eût fait quatre heureux , fi on lui eût permis de les arranger différamment. Car la nature ne fait pas une différence fpécifique dans un fexe , fans lui en deftiner dans l'autre une qui lui convienne. Il ne s'agit que de la rencontrer : je conviens que la rencontre eft quelque-fois difficile ; il y a dans les deux fexes des perfonnes qui paffent leur vie à la chercher. Cela eft fans doute facheux : mais n'eft il pas bien piquant pour deux époux d'avoir à fe faire des réproches tout contraires à ceux que se font commune- ment leurs semblables ? c'est un cas fort embaraffant. Heu- peusement il n'est pas moins rare. Dailleurs le temps con- sole de tout. Une femme par- donne aisement à son mary de pécher par excès ; & un mary n'a pas long-temps sujet de reprocher à la femme de pécher par défaut ; au lieu que celles qui en ont un op- posé, sont incorrigibles ; ce sexe n'en a point dont il se corrige plus promptement que de celui cy : aussi les hommes en ont-ils fait une

perfection , dont ils font fort
curieux. Nous reprochons aux
femmes de ne pas penser tout
à fait de même fur notre
compte ; mais en confcience
ce reproche eft-il jufte ? ne
penfent elles pas au fond pré-
cifément comme nous ? & le
principe qui nous porte à fou-
haiter qu'elles péchent par défaut plûtôt que par excès ,
différe t'il de celui qui leur
fait défirer que nous péchions
par excès plûtôt que par défaut ? nous leur faifons fouvent bien des injuftices en
général ; mais elles nous les
rendent bien en particulier.

Si

Si l'on pouvoit compter
fur la fincérité de celles qui
fe piquent d'infenfibilité ,
on pourroit encore dans mon
hypothéfe expliquer ce phénoméne. il eft vrai que cette
expliquation ne feroit pas
trop à leur avantage , non
plus qu'à celui de leurs maris,
& fi elles la favoient , elles
ne fe piqueroient peut être
pas tant d'indifférence ; effec-
tiuement en la fuppofant ré-
elle , elle ne peut venir que
d'une extrême difproportion
entre les différences fpécifiques des deux époux ; & l'on
fent affez , fans que je le di-

II. Part.   R

fe , que ce ne doit pas être celle du mari qui pêche par excès.

Cet inconvénient porté à un certain point,& le fouvenir des organes auxquels nous avons vû cy-deffus que font attachés les deux mufcles éjaculateurs , ne pourroient ils pas faire comprendre un fait que rapportent quelques uns & qui m'a toujours paru inconcevable ? C'eft qu'il y a des femmes moins fenfib'es aux juftes hommages que le Roi des Dieux rendoit à l'aimable Léda , qu'à ceux qu'ufurpoit fur fon fexe , le beau

Ganiméde. Si mes foupçons font fondés, la complaifance qu'avoit pour Jupiter ce dan-géreux ufurpateur, n'étoit pas tout-à-fait gratuite.

De tout ce que nous avons dit'il, eft aifé de conclure quel-les font dans l'un & l'autre fexe les différences fpécifiques les plus favorables. Il eft êvident que ce font celles qui tiennent à peu près le milieu ; de façon pourtant que chez l'un des fexes, elles penchent un peu vert le défaut, & chez l'autre vers l'excès. Et s'il falloit choi-fir entre les deux extrêmes, je confeillerois aux hommes les

plus avantageux de ne pas affés compter fur leurs avantages pour négliger cette régle.
A l'égard des femmes , elles
n'ont befoin la deffus des Con-
feils de perfonne : elles favent
à merveilles , que parmi les
innombrables efpêces de différences fpécifiques de l'homme, on en diftingue trois principales, de longues & menues
qui ne font guéres propres
qu'à la génération ; d'autres
groffes & bréves, qui font
beaucoup de plaifir ; & enfin
de longues & de groffes ; ce
font les bonnes : auffi les femmes le favent elles bien. Il n'y

a en point qui ne cherche à accomplir le précepte d'Hora- ce, qui ordonne de joindre l'agréable à l'utile.

Je ne puis finir ce chapitre fans tenter l'explication d'un fait attefté tous les jours par quantité de maris. Ils affurent que leurs femmes font plus a- moureufes dans le commence- mens de leur groffeffe, que dans tout autre temps. n'en peut on pas trouver la raifon dans un paffage de Dionis, où je crois que ce bon anatomifte n'a eû garde de foupçonner qu'elle fût. » Les ligamens » ronds, dit-il page 298, fe

» gliſſant ſur l'os pubis, ſe di-
» viſent comme une patte d'oie
» en pluſieurs petites bran-
» ches , dont les unes s'in-
» ſerent auprès du Clitoris ,
» quelques unes aux gran-
» des lévres de la vulve, & les
» autres aux cuiſſes. CC. Il n'y
a point d'anatomiſtes qui n'at-
tribuent à ces connéxions des
ligamens ronds les inquiétu-
des , les laſſitudes, les douleurs
même que , ſur la fin de leur
groſſeſſe , les femmes ſentent
dans les cuiſſes , principalement quand elles ſe mettent à
genoux ; mais perſonne , au
moins que je ſache , ne s'eſt en -

core avifé d'attribuer à ces mêmes connéxions des ligamens ronds le nouveau penchant que les femmes ont pour l'amour dans les premiers mois de leur groffeffe. Cependant il me femble qu'il n'y a point de moyen plus naturel de les expliquer. L'orfque le fétus vient à croître & la matrice à s'enfler, les ligamens ronds doivent fe tendre, fe roidir, tirer un peu à eux les organes du plaifir auxquels les extrémités font attachées ; & par de petites fecouffes agréables & nouvelles faire naître des défirs amoureux. Quand la

groſſeſſe eſt avancée à un certain point, ces deſirs ceſſent
peut être par ce que les ébran-
lemens qui les cauſoient ne
ſont plus nouveaux, on s'ac-
coutume enfin à tout: peut être
auſſi par ce que d'autres effets
de la groſſeſſe plus conſidéra-
bles, quoique dans un genre
moins gracieux, empêchent
de faire attention à ces impreſ-
ſions legeres. Mais, dira-t-on,
pourquoi ne déviennent elles
pas douloureuſes en ces parties, auſſi bien qu'aux cuiſſes?
Eh ! qui a dit qu'elles ne le
ſont pas? pour moi je crois
très fort qu'elles le ſont; &

qu'il n'y a que la pudeur qui empêche celles qui les souffrent d'en faire inutilement des plaintes. D'ailleurs les rameaux des ligamens ronds qui sattachent aux environs des organes du plaisir, font bien moins expofés à être tiraillés, que ceux qui defcendent jufqu'aux cuiffes.

Je n'ai pas fans doute épuifé tout ce qu'on peut dire fur le plaifir foit des hommes, foit des femmes : mais je crois qu'àvec un peu de réfléxion un lecteur intelligent n'aura pas beaucoup de peine à en trouver les raifons dans les princi-

pes que j'ai posés : au surplus
quand cela ne seroit pas ,
qu'on se souvienne qu'il est des
choses faites pour être senties,
& non pour être expliquées.
Cette vérité n'a peut-être jamais été citée plus à propos.

F I N *de la* **II** *Partie.*

FAUTES A CORRIGER.

PREFACE.

PAG. 4. lig. 15. l'apprende , *lif.* l'apprendre.

Pag. 5. lig. 5. ler , *lif.* le.

ibid. lig. 6. fraudra , *lif.* faudra.

ibid. lig. 10. ah , *lif.* eh.

Pag. 6. lig. 10. *otez,* tous.

Pag. 11. lig. 15. *otez* &

Pag. 13. lig. 4. aucune , *lif.* aucunes.

Pag. 15. lig. 4. le droits , *lif.* le droit.

Pag. 17. lig. 8, notre , *lif.* nôtre.

Pag. 21. lig. 8. fait , *lif.* fais.

ibid. lig. 15. doit , *lif.* dois.

Pag. 23. lig. 6. conjugaux quand , *lif.* conjugaux. Quand.

E R R A T A.

Premiere Partie.

PAG. 1. lig. 3. annimaux, *lif.* animaux.

Ibid. lig. 9. & partout où il y a différences spécifiques. *lif.*, si vous l'aimez mieux, différences sexifiques.

Pag. 4. lig. 9. la, *lifez* le.

Pag. 5. lig. 12. divers *lif.* diverses.

Pag. 6. lig 10. se, *lif.* ce.

P. 7. l. 10. concourt *lif.* concourent.

ibid lig. 13. l'hom, *lif.* l'homme.

Pag. 8 l. 2. on ne peut, *lif.* mais on ne peut.

ibid. lig. 5. partisant, *lif.* partisan.

ibid. lig. 7 à cette, *lif.* en cette.

ibid. lig. 17. erreures, *lif.* erreurs.

Pag. 9. lig. 10 raison, *lif.* raisons.

ibid. lig. 15- contraire, *lif.* contraires,

P. 10. lig. 11. promet, *lif.* promets

Pag. 14. lig. 11. & , *lif.* ou.

Pag. 31. lig. 4. ne manqueroient, *lif.* ne manqueront.

Pag. 33. lig. 18. tentés, *lif.* tentées.

Pag. 42. lig. 9. bêtes, *lif.* brutes.

Pag. 49. lig. 5. fiftême, *lif.* fyftème.

P. 51. lig. 8. préventions, *lif.* pré-
tentions.

Pag. 52. lig. 5. avec l'un & l'autre,
lif. l'un ou l'autre.

Pag. 62. lig. 15. de microfcope,
lif. du microfcope.

Pag. 64. lig. 8. vaiffeaux, *lif.* animaux.

Pag. 65. lig. 18. naître, *lif.* croître.

Pag. 66. lig. 4. ces, *lif.* fes.

Pag. 70. lig. 11. lefquelles, *lif.* lefquels.

Pag. 77. lig. 15. pourtant que, *lif.*
pourtant point que,

Pag. 79. lig. 2. d'être, *lif.* d'êtres.

Pag, 85. lig. 2. convections, *lif.*
connections.

ibid. lig. 4. de l'un, *lif.* de l'une.

ibid. lig. 18. nature, *lif.* matrice.

P. 88. l. 7. Sçavants, *lif.* Sçavantes
Pag. 92. lig. 7. les , *lif.* le.
Pag. 99. lig. 15 & 16. l'office de
l'antonnoir dons les oripares , *lif.*
l'office de l'entonnoir dans les
ovipares.
Pag. 102. l. 7. enfeigne , *lif.* affigne.
Pag. 105. lig. 17. qu'il trou-
voit , *lif.* qu'il en trouvoit.
Pag. 108. lig. 16. de , *lif.* des.
Pag. 114. lig 3. Phyfiens , *lif.* Phi-
ficiens.
Pag. 120. lig. 12. matrice pendant ,
lif. matrice. Pendant.
Pag. 125. lig. 11. fe fermer , *lif.* fe
former.
Pag. 128. lig. 1. les *lif.* le.
ibid. lig 2. de lire , *lif.* de le lire.
Pag. 139. lig. 2. qu'ils , *lif.* qu'il.
Pag. 141. lig. 13 à l'ovaire , *lif.* aux
ovaires
Pag. 145. lig. 6. néceffaire , *lif.* ac-
ceffoire·
Pag. 156. lig. 14. lorfqu'il eft , *lif.*
lorfqu'il y eft.
ibid. l. 15. encore le , *lif.* encore eule.

Pag. 142. lig. 1. jolie, *lif.* polie.

ibid. Pag. 14. de la, *lif.* de fa.

Pag. 153. lig. 10. y, *lif.* n'y.

P. 156. l. 16. pourroit, *lif.* prouve.

Pag. 169. lig. 10. l'intrus-fufcepti-
ôn, *lif.* l'întuf-

ibid lig. 15. la jufte-pofition, *lif.* la
juxta-

Pag. 176. lig. 11. graines *lif.* grains.

ibid. lig. 17. fur pré, *lif.* fur pié.

Pag. 177. lig. 17. animal à, *lif.* à
l'animal

Pag. 178. lig. 15. & le *lif* ou le.

ibid. lig. 16. auffi, *lif.* ainfi.

Pag. 179. lig. 5. impofe, *lif.* oppofe·

Pag. 182. lig. 17. la, *lif.* fa,

Pag. 183. lig. 1. la, *lif.* le,

ibid. lig 5. ceux, *lif.* ce.

Pag. 185. lig. 17. hôles, *lif.* hotes.

Pag. 190. lig. 17, reconnoitra, *lif*
reconnût.

Pag. 200. lig. 12. dans une, *lif.*
d'une

FAUTES A CORRIGER.

DEUXIE'ME PARTIE.

PAG. 13. lig. 16. continuant, *lif.* continuent.

Pag. 17. lig. 1. celle ci, *lif.* celles-ci.

ibid. lig. 3. ou quelques, *lif.* ou a quelques.

Pag. 18 lig. 7. pouffant, *lif.* pourtant.

Pag. 22. lig. 15. domine, *lif.* diminüe.

Pag. 25. lig. 17. premiers, *lif.* prémieres.

Pag. 26. lig. 9. on pouroit, *lif.* on pourroit.

ibid. lig. 15. les uns, *lif.* les unes.

Pag. 30. lig 7 expliquent, *lif.* explique.

Pag. 32 lig 7 que, *lif.* qui.

Pag. 34. lig. 18. réparer *lif.* pour réparer.

Pag. 35. lig. 16. confignation, *lif.* configuration.

Pag. 40. apres la lig. 12. *ajoutez* ;
ou la mere toute celle de sa fille.

ibid. lig. 15. mouvemens, *lif.* fondemens.

Pag. 48, lig. 11. de ses mains , *lif.*
au moins :

Pag. 53. sur la ressemblance , *lif.*
sur la dissemblance.

Pag. 56. lig. 7. ses , *lif.* ces.

Pag. 57. lig. 5. au changement . *lif.*
aux changemens,

Pag. 58. lig. 2. trout , *lif.* trait.

ibid. lig. 11. me , *lif.* m'a.

ibid. lig. 18. ressembloit , *lif.* ressembloient.

Pag. 61. lig. 17 pas n'a, *lif.* n'eût pas.

Pag. 62. lig. 5. suspect, *lif.* suspecte.

Pag. 68. lig. 1. & , *lif.* est

Pag. 71. lig. 4. chacune , *lif.* chacun,

ibid. lig. 5. dépendroient , *lif.* dépendroit.

ibid. lig. 7. à la commodité , *lif.* à
la commodité.

Pag. 72. lig. 1. an , *lif.* au.

Pag. 78. lig. 10. pour en assembla-

ge , *lif.* pour en empêcher l'affemblage.

Pag. 80. lig. 18. fon , *lif.* font.

Page 81. ligne 9. filteroient *lif.* fil-
troient.

Pag. 83. lig. 3. graines , *lif.* grains.

Pag. 85. lig. 7, créatures *lif.* cen-
taures.

Pag. 87. lig. 19. Rons , *lif.* Rous,

Pag. 88. lig. 16. fes , *lif.* ces.

Pag. 90. lig. 10. qui pourra , *lif.*
qui en pourra

Pag. 94. lig. 8. gregeoir, *lif.* grégeois

Pag. 95. lig. 15. qui même , *lif.* &
qui même.

Pag. 96. lig. 3. ne font, *lif.* ne le font

Pag. 100. lig. 3. je pardonnerai ,
lif. je leur pardonnerois.

Pag. 102. lig. 18. autre que, *lif.*
autre chofe que.

Pag. 110. lig. 18. cenfée , *lif.* cenfés.
ibid. & , *lif.* eft.

Pag. 116. lig. 4. font , *lif.* le font.

Pag. 118. lig. 6. fterils , *lif.* ftériles.

Pag. 123. lig. 3. m'avez , *lif.* avez.

Pag. 130. lig. 17. trou , *lif.* trouver.

Pag. 132. lig. 15. doit fe, *lif.* doit elle fe.

Pag. 133. lig. 8. parens , *lif.* parcs.

Pag. 135. lig. 18. quels qu'ils ne'ra , *lif.* qu'en général ;

Pag. 137. lig. 14. & 15. aux criminelles condamnées , *lif.* aux criminels & aux criminelles condamnés.

Pag. 141. lig. 11. avoir , *lif.* montrer.

ibid 14. & 15. à moiié , *lif.* à moitié.

Pag. 147. lig. 17. multipliées , *lif.* multipliés.

Pag. 148 lig. 13. déveniie , *lif.* devenu.

Pag. 149. lig. 1. & cube , *lif.* & fon cube ;

Pag. 156. lig. 7. dévienderions , *lif.* deviendrions.

Pag. 157. lig. 1. la longueur , *lif.* fa longueur.

ibid. lig. 18. ce vide , *lif.* ce fluide.

Pag. 159. lig. 10. paffé , *lif.* paffée.

ibid. lig. 15. defrs , *lif.* defirs.

ibid. lig. 16. divin , *lif.* digne.

Pag. 162. lig. 9. reffuffiter , *lif.* reffufciter.

ibid. lig. 12. ni , *lif.* lui.

ibid· lig. 13. réproduiftent , *lif.* ré-
produifent.

Pag. 169. lig. 14· Babie , *lif.* Bayle
à l'article de Combabus.

Pag. 174. lig. 1. ces , *lif.* fes

ibid. lig. 18. à ne , *lif.* à n'y.

P. 179. lig. 11. mucles , *lif.* mufcles.

ibid. lig. 16. les *lif.* le.

Pag. 185. lig. 13. femblables , *lif.*
femblable

Pag. 193. lig. 7. expliquation , *if.*
explication.

Pag. 199. lig. 14. les *lif.* leurs.

Fin de la premiere & derniere partie.